古武術で毎日がラクラク!

—疲れない、ケガしない「体の使い方」—

甲野善紀／荻野アンナ

祥伝社黄金文庫

文庫化にあたっての弟子のまえがき

この本は二通りに読める。

①マニュアル本（イラストと解説をザックリ目で追う）。

②意識改革の本。

私自身、書いている間は①のつもりだった。イラストに助けられつつ、甲野師匠の精緻な動きを筆で再現するのに精いっぱいだった。

その後、本は皆さんに可愛がっていただき、こうして文庫本になることができた。

初版から6年。私もいろいろあった。ガンで闘病中だった彼氏を送った。ほどなく91歳で倒れた父は、95歳まで頑張って、天寿を全うした。甲野流の介護のコツで、いちばん得したのは私かもしれない。

何よりも、日常の立ち居振る舞い、動作の一つ一つを大切にするようになった。体力の限界を、深い呼吸でやり過ごすコツもつかんだ。

困ったことに、生活に追われて甲野道場に通える機会がなかなかない。スポーツ経験が皆無よりは、何か心得があったほうが師匠の教えがより身近になるはずだ。

近所のボクシングジムに通いだした。「ひねらない」の甲野流からすると、真逆のスポーツのようだが、実はプロのボクサーも甲野道場にヒントをもらいに来る。鋭いパンチは腕ではなく腰から出す、という点ですでに古武術と繋がっている。

ますます生活に追われて、ボクシングジムの回数も減った。居酒屋の回数を減らし、ジムの近くのフィットネスに入り、ダブルジム体勢になった。

フィットネスのプログラムも一通り体験し、おもしろいことに気付いた。

古武術のキーワードである「体幹」は、いまや洋モノの世界の最先端になっている。

「このポーズは、体幹のインナーマッスルを鍛えます」

ピラティスの講師に言われるたび、若い女性講師の背後に甲野師匠が見える。

フィットネスのクラスでも、形だけ真似ている人と、呼吸の段階から入り込んでいる人と、見ていれば分かるものだ。形だけか、身が入っているか。決め手は意識の持ち方である。

この本の執筆後、私は自分の心と体の状態を常に意識するようになった。残念ながら私の運動神経は相変わらずだが、鈍いなりに、薄皮を剥ぐような微量の進化を続けている、という実感がある。

昔の私は手にしたものを取り落とすことが多かった。今は落ちる前にキャッチできる。

他人には見えない変化が、加齢を重ねる私の密かな自信になっている。

父の最期は寝たきりだった。足腰の悪い母は家の中で杖をついている。母が私の老後を心配するたびに私は断言する。

「大丈夫、自分で自分の介護をするから」

そのために時間をひねり出して体を動かす。時間がないときは、甲野流を最大限に活用し、日常の動作をすべて老後の自分への投資と思うことにしている。

おバカな自慢をひとつ、させていただく。

5年前、初めてわんこ蕎麦にチャレンジした。百杯以上の人は「立派です」の絵馬がもらえる。50歳の私は125杯だった。

最近、再チャレンジした。127杯！　言っておくが、わんこ蕎麦はただの胃拡張ではない。スポーツの一種であることは、やってみれば分かる。

無駄にじわじわ進化しながら、そのうち甲野師匠に褒められる婆さんになるのが夢である。

文庫化で、じわじわ進化仲間が増えますように、と願って筆を置く。

2012年1月

荻野《おぎの》アンナ

弟子のまえがき（旧版）

長生きはしてみるもんだ。シロート代表とはいえ、「古武術」本の著者に、自分が名を連ねるなんて。この際自慢するけれど、少女の私はアヒルの次がブタだった。

小学校の6年間を通して、体育の成績はアヒルの行列、すなわち2。生徒を傷つけない配慮で、1をつけない学校だった。

ヤセた虚弱児童だったのが、中学に入るなりドトーの食べ盛り。貰《もら》いもののケーキひと箱10個入りを、食前食後で1日で食べきって、まだ足りなかった。当時は身長160センチ弱で、68キロのブタになった。嫌いな体育でますます息切れするようになった。

オリンピック記録で走ったのはそのころのことだ。50メートルを、100メートルの記録で、だけれど。

現在の私には老後の夢がある。自転車に乗れるようになりたい。家の前が坂と石段で、練習したことすらない、と言い訳してこの歳になったが、考え方が変わった。

きっかけは、甲野善紀《こうのよしのり》師匠との出会いだった。本来は「先生」と呼ぶべきなのだろうが、知識ではなく、人生に関わる教えをくれた人は、私にとって師匠だ。

雑誌の取材で道場を訪ねたのが記事になり、一枚の写真が掲載された。アグラ（結跏趺《けっかふ》坐《ざ》）の私が、猿の子みたいに師匠の片腕にぶら下がっている、というだけで充分にヘン。おまけに私の全身が、腕一本の力で、床から浮いている！

師匠は普段から着物に袴《はかま》で、そのまま電車に乗っちゃうから、すごく目立つ。しかし、もし背広姿なら、瘦《や》せ型の優しいオジサマにしか見えないはず。その体で、ヌリカベのようなマッチョに襲われても、ひょいと身をかわし、すとんと投げ飛ばす。

昔から、さぞや有名な天才少年、と思っていたら、師匠、あっさりおっしゃる。

「小学校の体育は、２でした」

相撲はよかったが、野球のルールはなかなか覚えられない。内気で、手先も不器用だったのが、今や鍛冶《かじ》屋の技術を駆使することができる。

人間は、進化する。偶然もあるが、必然もある。甲野少年は、ルールでがんじがらめの体育には馴染《なじ》めなかった。そのぶん武術の話は大好きで、昔の達人にあこがれ、密かに「一人で飛んだり跳ねたり」していた。自宅の屋根から飛び降りたこともある、とは穏やかではない。昔の忍者は日々伸びる麻の上を跳《と》んで修業したが、今やると大麻取締法違反になる。少年は庭にオクラの種を播《ま》き、日々伸びるオクラの上を、必死で跳んだ。

現在、師匠の肩書きは「武術家」だが、一種の磁石のようなことになっている。野球・サッカー・バスケをはじめ、さまざまなスポーツのプロが吸い寄せられ、技のヒントをつかもうとする。哲学者・思想家が、西洋の科学万能主義を超える何かを探しに来る。師匠の技の応用は、楽器の演奏、介護、ケーキづくりにまで及ぶ。

私の場合は、おこがましくも、体育「2」仲間のつもり。不器用でも夢があれば、やがて大輪の花が咲く。師匠は大輪の花だが、私は萎《しお》れたツボミ、2のままだ。でも師匠と出会って夢を持った。今からでもいい、自分の体と仲良くなりたい。いいカタチで動ける年寄りになりたい。

道場へ通ううち気付いた。古武術は、非力なオバサンでも、日常の意識をわずかに変えれば即、使える。あらゆることに応用が利くから、仕事、家事、介護に自分の老後と、全方位で疲れる現代女性の、強力な味方になる。

ささやかなヒナゲシでいい、一緒にひとはな、咲かせてみましょうよ。

2006年10月

荻野アンナ

カバー・本文イラストレーション　sino
ブックデザイン　ヤマシタツトム＋ヤマシタデザインルーム
カバー背表紙写真提供　朝日新聞社

CONTENTS

2章 毎日の生活のなかで、「体の基本的な動き」を身に付ける

6章

古武術でラクラク介護

本書は、二〇〇八年十一月、小社より単行本『古武術で毎日がラクラク！——疲れない、ケガしない「体の使い方」』として発行された作品を加筆・修正し文庫化したものです。

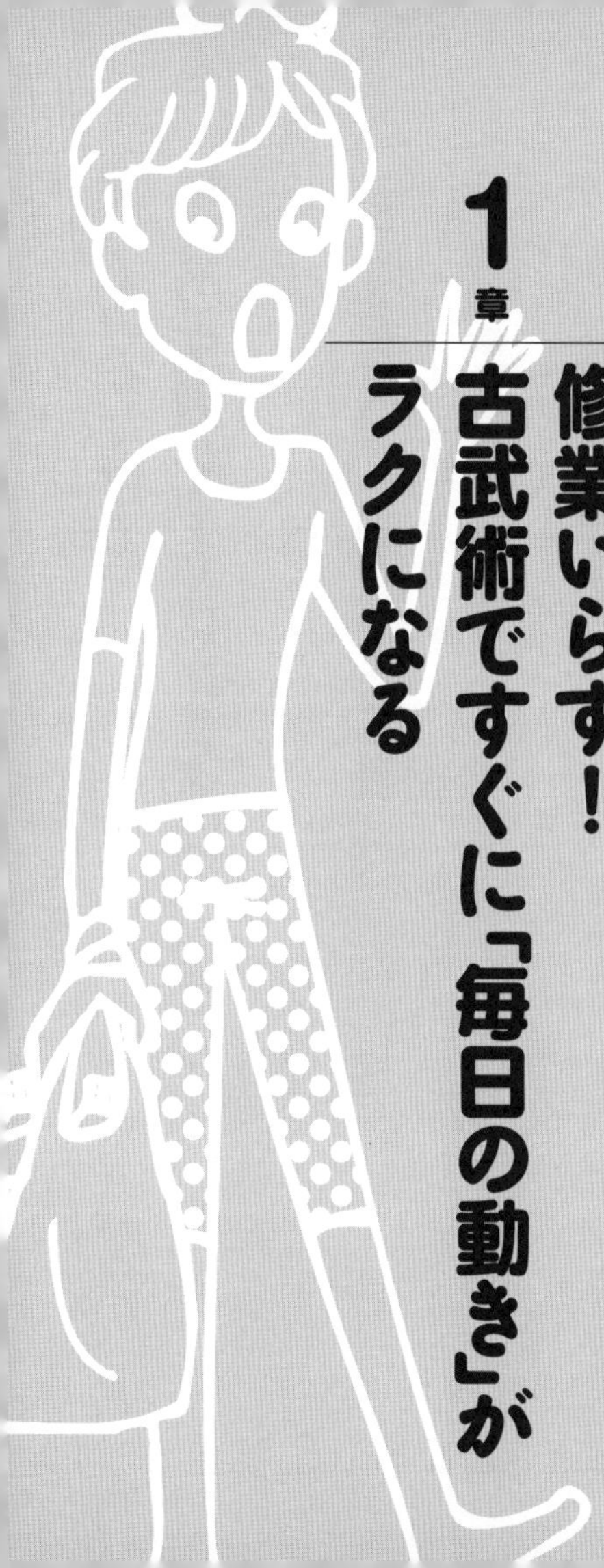

1章

修業いらず！
古武術ですぐに「毎日の動き」が
ラクになる

知っているだけで、毎日の生活がすぐラクラクに！

今この本を立ち読み中のあなた。

「見てるだけ〜」のあなた。

いいんですよ、気にしなくても（少しは気にしろ）。

この章は修業いらずのワザばかり（ホント）。

読むなり、使えます（きっぱり）。

今、もし重い荷物片手なら、「荷物の持ち方」が使える。本屋を出たあと駅の階段があるなら「階段の上り方」を、電車が込んでたら「満員電車すり抜け術」を、読むよろし。

「古武術」という文字はいかめしいけれど、「術」とは「一定の方法により身に付いた技芸」（辞書）。「一定の方法」といっても指1、2本の問題だったり、気の持ちようだったり。ちょっとしたコツで、すぐラクになる。わざわざラクを避けてきた今までの人生っていったい何だったんだよ、と少し憮然《ぶぜん》とするかも。

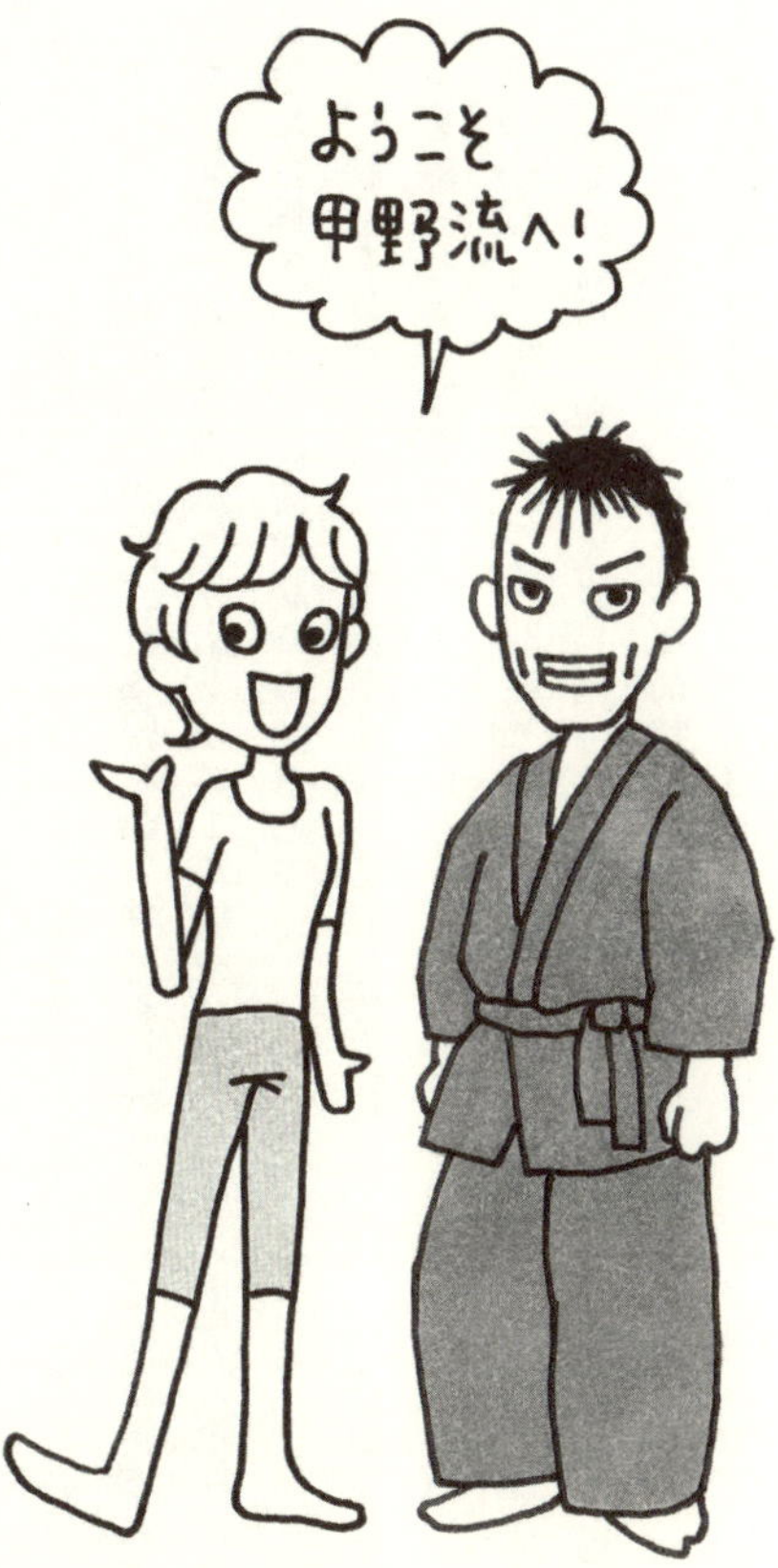
ようこそ
甲野流へ！

荷物の持ち方

刀を握る要領で

「おとな」とは。経済の自立？　着こなし？　責任感？　早い話が、重たい荷物を持つ人のことでしょ、と私なんか思う。仕事帰りの、後ろ姿はペンギンになる。本と書類でぱんぱんのカバンに、大根の頭がはみ出たビニール袋や、ドラッグストアの紙袋が次々と加わる。片手に数個ずつで、両腕が胴から離れちゃう。

ペンギン状態をラクにこなす秘策がある。これは修業抜きで即、免許皆伝《かいでん》になれる。

カバンを持つとき、手をグーのカタチにしているあなた。まず、グーを解いて、パーにする。その小指に、荷物をひっかける。なに、小指だけじゃ無理？　では小指を軸にして、薬指と中指を加える。親指と人さし指は使わずに、軽く輪っかにする。いわゆる「お金」のジェスチャーだ。残りの指三本が荷物にかかっている感じ。

基本は剣術の、刀の握り方だそう。親指と人さし指の股を、親指側に30度くらい起こして前腕（手首と肘の間）に近付けるように、手首の角度を決めると、自然に脇が締まって、ほーら、とたんに荷物が軽くなる。

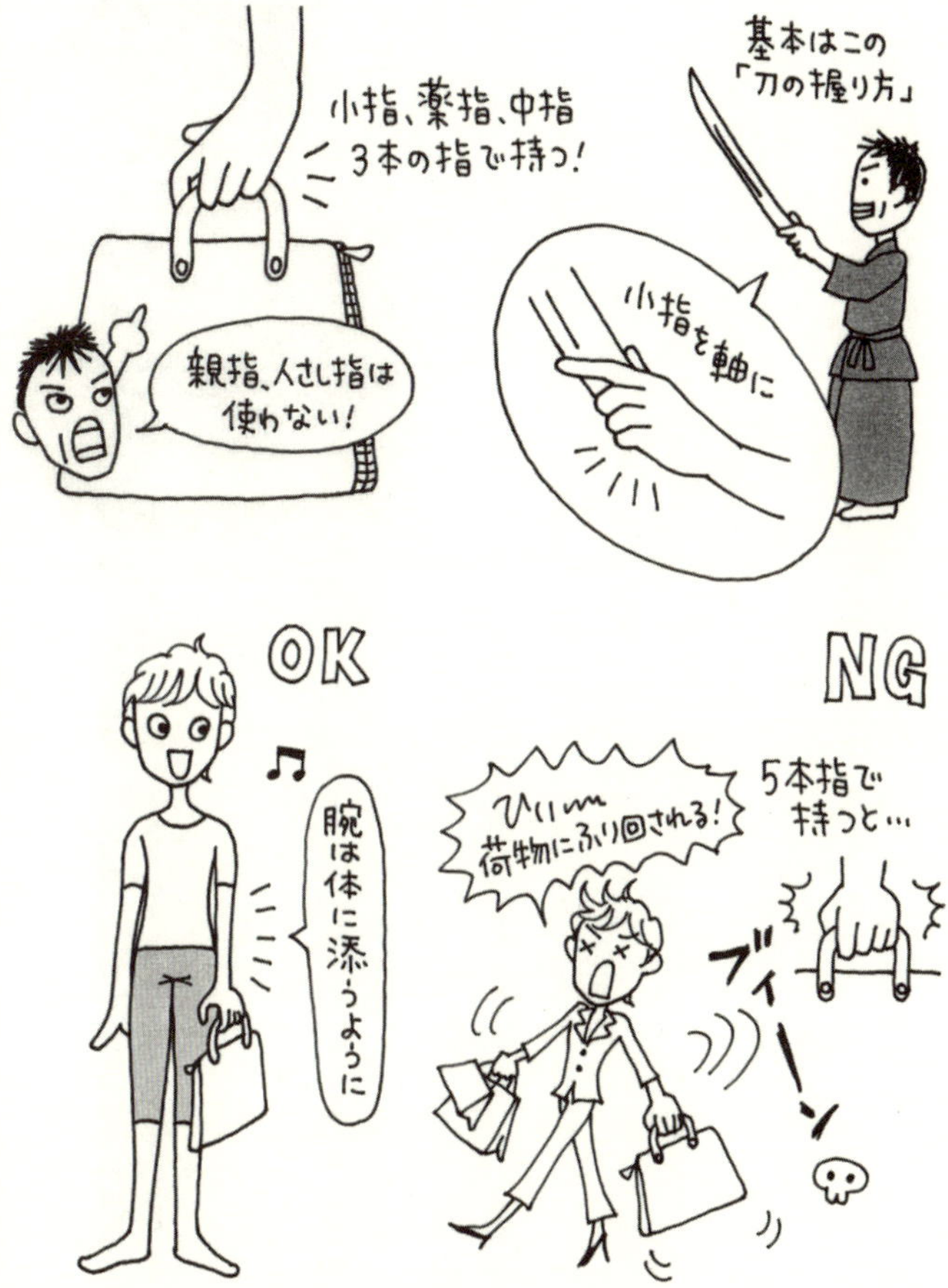
小指、薬指、中指
3本の指で持つ!
親指、人さし指は
使わない!
基本はこの
「刀の握り方」
小指を軸に
OK
腕は体に添うように
NG
5本指で
持つと…
ひぃ〜〜
荷物にふり回される!
ブィーン

スーパーのレジ袋の持ち方

指に食い込むあの痛みを解消！

甲野流重たい荷物を持つ法は、道場から街へ一歩出たとたん、手ごわいテキに出くわす。スーパーで、コンビニで、必ず渡されるレジ袋。2リットルのペットボトルにじゃがいもで、意外なほど指に食い込む。

あんなペラペラの、天使の屁《へ》みたいな袋で、スイカだって漬物石だって運べるのは大したものだ。最近の子どもと違い、ちょっとのことではキレない。切れるのはこちらの手の皮だ。全重量がかかった持ち手が細いヒモになり、絞まるんだよね。

「軸の小指が痛いです。何とかなりませんか」

師匠、その場でレジ袋にペットボトルと一升瓶を入れた。むむむ、と唸《うな》りつつ、何度か持ち替えた。あっという間にネオ甲野流、完成。

全体の重さを「散らして」持つのがポイントだ。具体的には、持ち手をぐるりと手首に巻きつける。それだけでは手首に食い込むから、親指と小指をフックにして、袋に引っ掛ける。とたんに「どんなもんだい？」と軽い顔ができます。

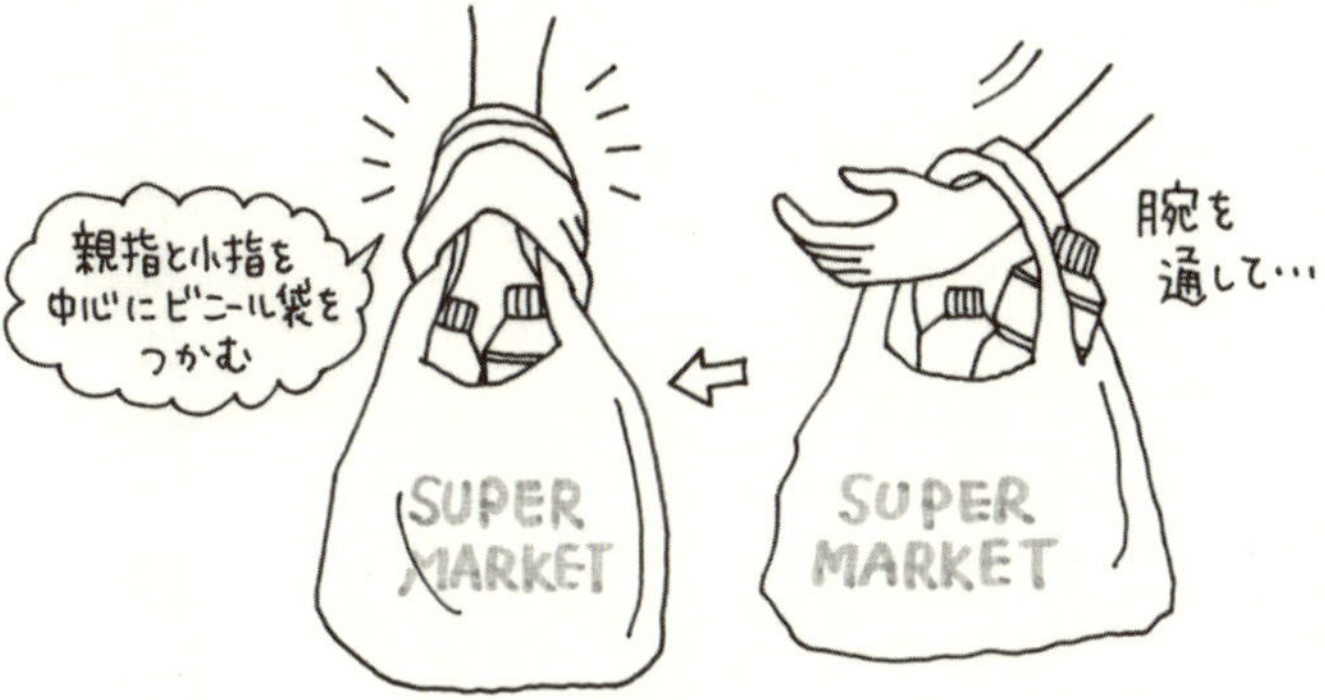
親指と小指を
中心にビニール袋を
つかむ
SUPER
MARKET
SUPER
MARKET
腕を
通して…

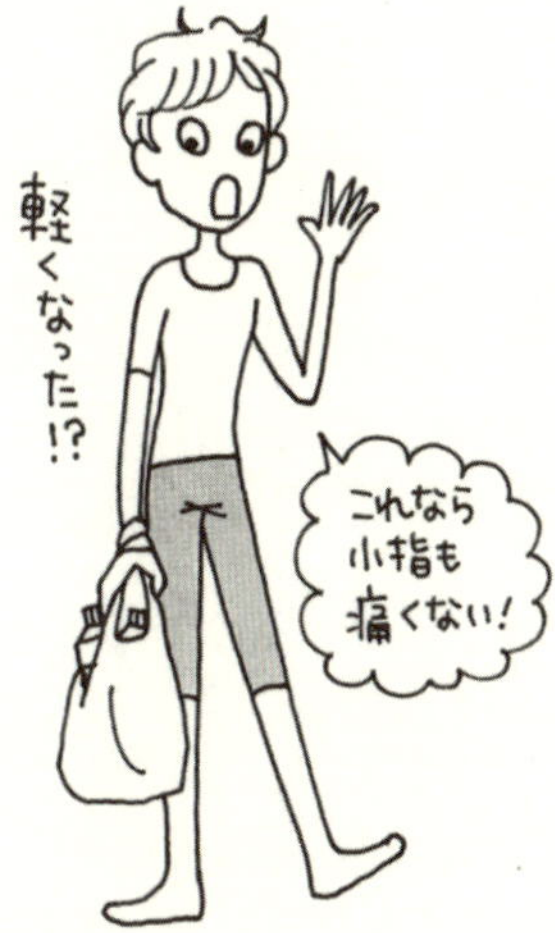
軽くなった!?
これなら
小指も
痛くない！

階段の上り方

「同じ側の手足」だけでこんなに違う

右手、右足を同時に出すのがナンバ歩き。もともと日本に体育やスポーツという考え方はなかった。体を動かすのは仕事のとき、と決まっている。その場合、同じ側の手と足を同方向に出すほうがやりやすかった。

今の街中でナンバ歩きは、ちょっと勇気がいる。でも人目を気にせずナンバでラクができる場所が、ひとつだけある。それは階段。

一段ずつ右手右足、左手左足を繰り返す。派手にやると目立つから、私の場合、太ももの付け根あたりにさり気なく手を添えておく。練習いらずで即、できるので、即、試してみてほしい。

山登りなどで疲労困憊《こんぱい》の場合も、自然と同じ側の手足を出すようになる。

ロダンの「考える人」も、夜霧の港でポーズを決める石原裕次郎《いしはらゆうじろう》も、手足はみーんな同じ側、って師匠もおもしろいこと、考えますねえ。

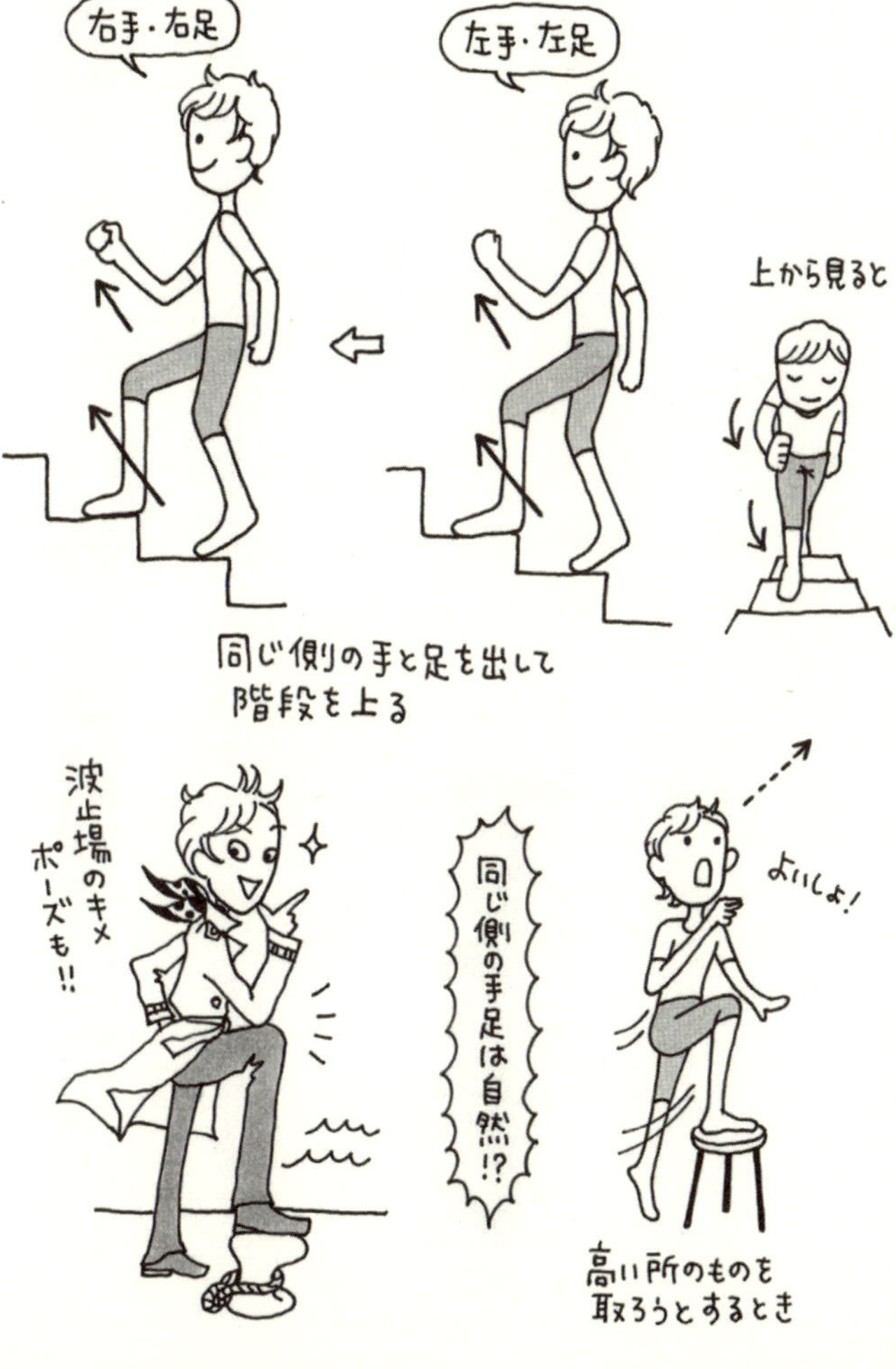
右手・右足
左手・左足
上から見ると
同じ側の手と足を出して
階段を上る
波止場のキメポーズも!!
同じ側の手足は自然!?
よいしょ!
高い所のものを
取ろうとするとき

満員電車すり抜け術

手にリードさせれば、あら簡単！

目的の駅に着いたが、石の地蔵軍団のように固まった乗客を、押しても引いても抜けられない。

「降りまーす」の叫びむなしく、次の駅まで引っ張られた経験は、誰でもあるハズ。最悪は、体がホームに降りたのに、ハンドバッグが車内に残ってる。

師匠いわく、「自分の手に、自分が引っ張られてしまうとイメージしなさい」。やみくもに押すのではなく、まず手を人込みに差し入れ、その手にリードされてすり抜ける。手にバッグがある場合、バッグを差し入れ、そのバッグがひとりでに先に行くのを追っていくつもりになる。

「このバッグ、イキがいいなあ。また逃げ出しやがる。おっとっと」てな感じかな。

もしくは、ちょっと怖いけど、ローラーに手が巻き込まれ、ついでに体が引っ張られるようなイメージでも、うまくすり抜けられる。

押してダメなら引っ張られてみな、ってことでしょうか。

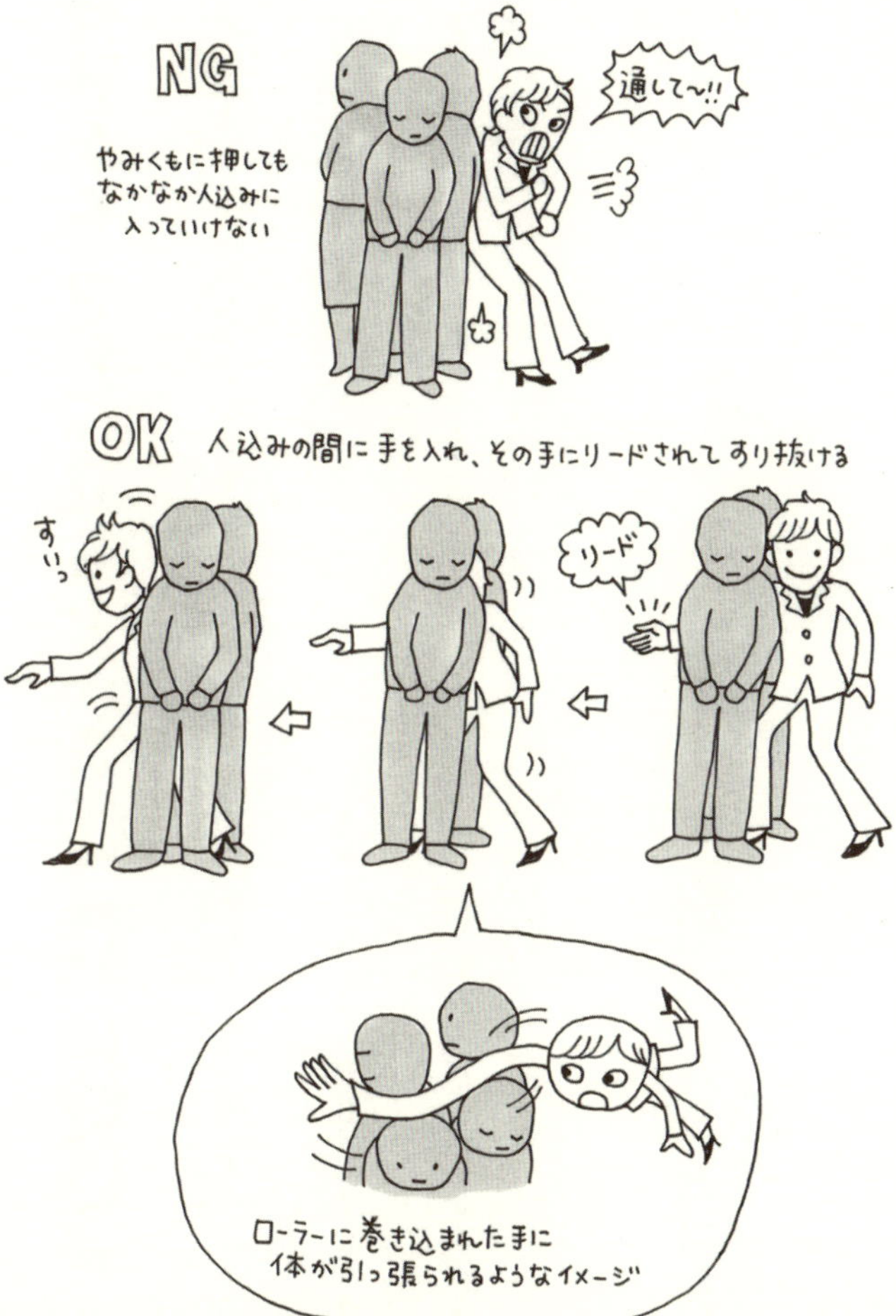
NG
やみくもに押しても
なかなか人込みに
入っていけない
通して〜!!
OK
人込みの間に手を入れ、その手にリードされてすり抜ける
リード
すいっ
ローラーに巻き込まれた手に
体が引っ張られるようなイメージ

椅子からラクに立ち上がる①

手荷物がある場合

電車でひざの上に大荷物があると、立ち上がるときの「よいしょ」で腰にくる。

そこで甲野流。

ひざの上の荷物を、エレベーターの錘《おもり》と考える。つるべの原理で、錘が下りると箱が上がる。自分をエレベーターの箱にする、というわけだ。

まず両脇をいったん開いてから締める。すると荷物が少しひざから浮く。浮いた荷物をひざから離してストンと落とすと、自動的に箱、つまり自分が上がっている。

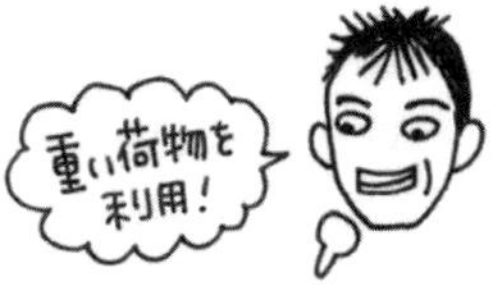
重い荷物を
利用！

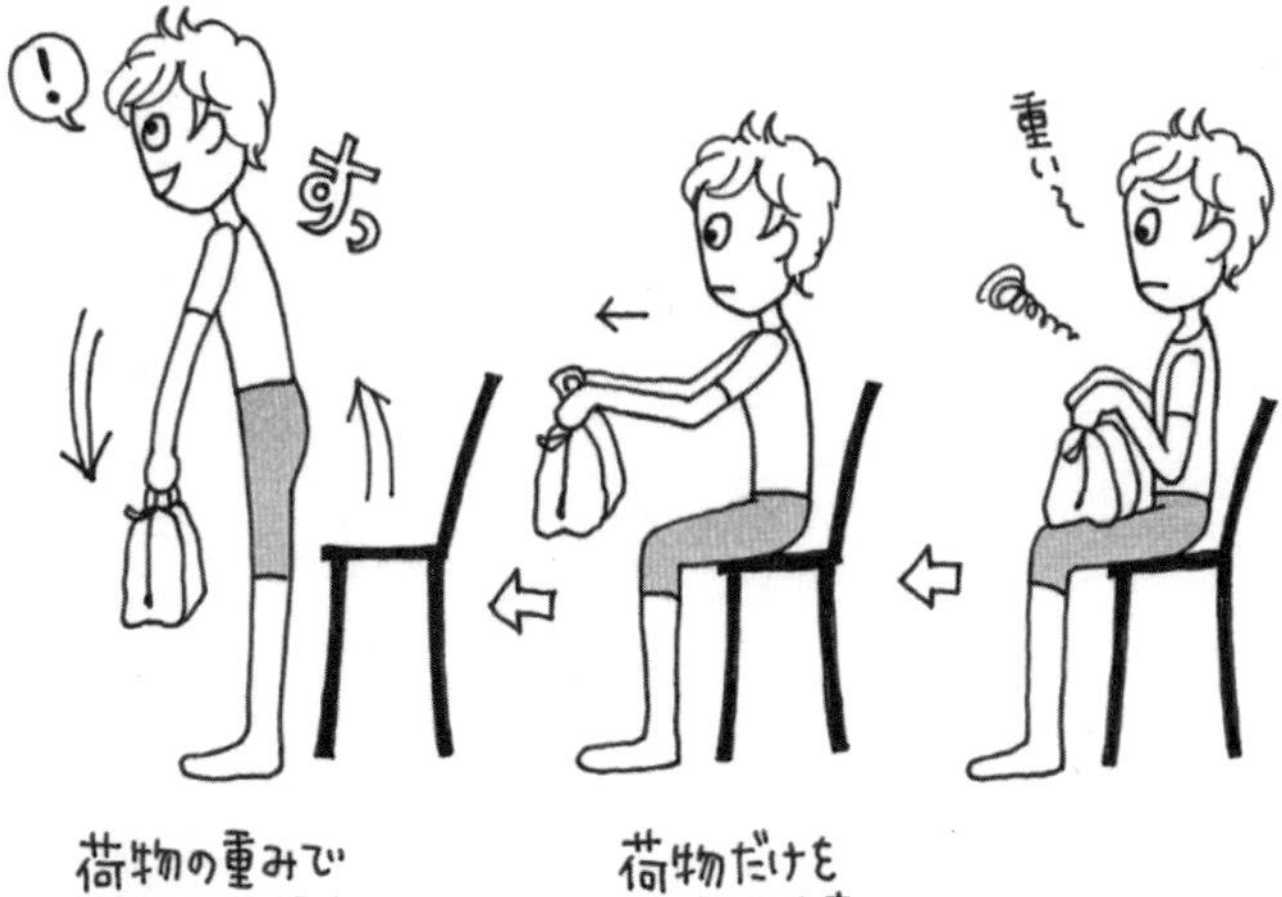
重い〜
荷物だけを
ひざから出す
すっ
!
荷物の重みで
体が上がる！

椅子からラクに立ち上がる②

手荷物がない場合

よいしょ、で立ち上がると重心が前に来る。前かがみは腰と太ももに余計な力がかかる。甲野流は、上半身を動かさないのがポイントだ。心がまえとしては、前のページの荷物があるときヴァージョンの、荷物を自分の上半身と思えばいい。

ひざにそろえていた両手を、演奏前のピアニストみたいに、20センチほど浮かせる。同時に足の裏全体を、軽く浮かせる。この場合、手がつるべなので、手が下りると同時に、体が上がっている。全身でふわり。いつの間にか立てた、という感じ。「自分の頭の重さ」を荷物代わりに利用する方法もある。

二人でできる練習がある。座った一人の胸に、もう一人が木刀を突きつける。胸と木刀の間は、「よいしょ」で立ったらぶつかる距離にしておく。甲野流だと、木刀に触れずに、立つことができる。さすがに木でも刀。胸先に来ると結構、緊張する。春の眠気覚まし、夏の暑気払いにオススメだ。

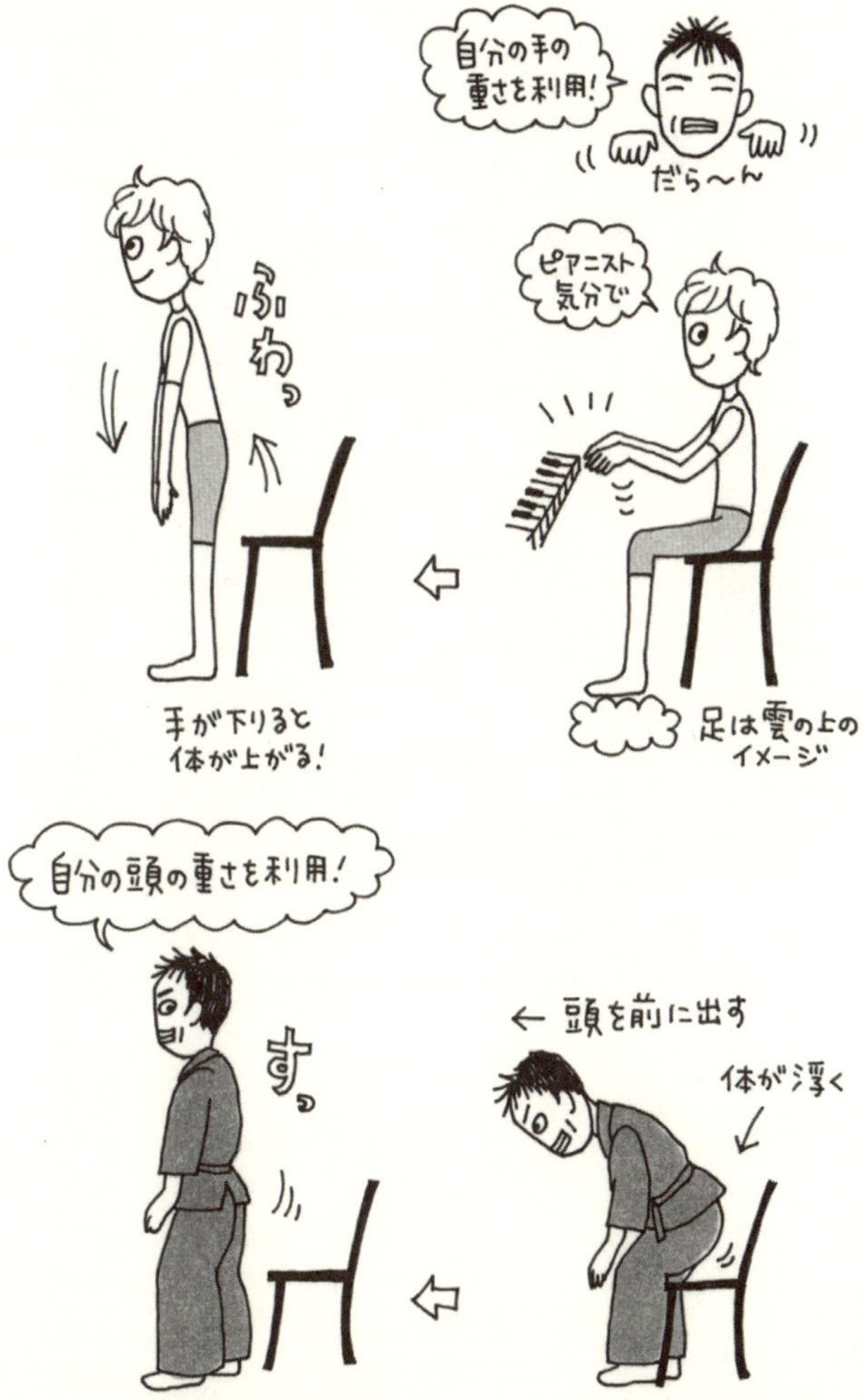
自分の手の重さを利用！
だら〜ん
ピアニスト気分で
足は雲の上のイメージ
ふわっ
手が下りると体が上がる！
← 頭を前に出す
体が浮く
自分の頭の重さを利用！
すっ

椅子からラクに立ち上がる③

「糸まきまき」立ち・座り

甲野師匠による正式名称は「ジャイロコンパス立ち」。

私の世代なんかだと「モンキーダンス立ち」。

でも「♪糸まきまき、糸まきまき、ひーいて、ひーいて、トントントン」という童謡で育ったヤング（死語）のために、このタイトルにした。

早い話が、両ひじを張り、腕をグルグル回しながら勢いをつけると、立ったり座ったりがすごくラク。ただし、立つときは時計回し、座るときはその反対。

練習いらずで誰でもできるが、傍《はた》から見てると、かなり笑える。ある小学校の先生に、師匠がコレを教えた。そうしたら「起立」の号令で全員がまきまき起立して、教室が爆笑の渦《うず》に包まれた。

私もさっそく学生たちに教えた。爆笑しながらまきまき立ちしてズッコケたのがいた。放課後、これから山手線でやってきます、と女子が数人で出て行った。ダイジョブだったかなあ。

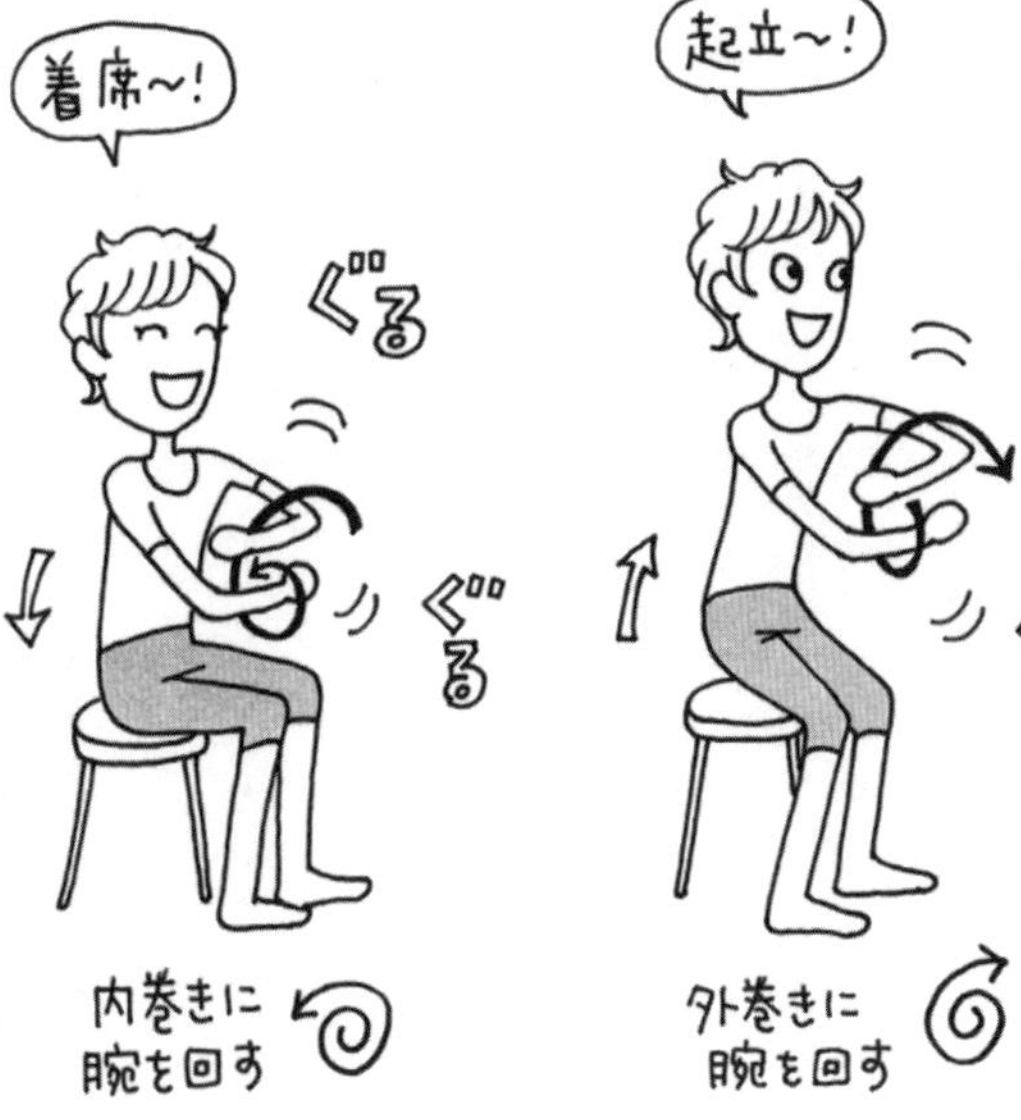
着席～！
ぐる
ぐる
内巻きに
腕を回す
起立～！
ぐる
ぐる
外巻きに
腕を回す

疲れない立ち方

頭頂部から引っ張られてるイメージで

電車でつり革につかまっているのに、やたらとよろける。

「なんかバランス、悪いんですよね」

師匠、さっそく座布団を出してきた。私、上に立つ。師匠、座布団をサッと引く。ちょっとよろけたが、倒れなかった。

「そんなにバランス、悪くないけど」と師匠、首を傾《かし》げる。このとき道場には、姉弟子のアユチさんがいた。アユチ説では、女性にはひざをつっぱらせて立つ人が多い。ひざを脱力し、ゆるみを持たせると安定感が出る。

電車じゃなくても、立ちっ放しは意外と難しい。だんだん姿勢が悪くなり、慌てて背中を反《そ》らす繰り返しで、背中と腰がバリバリに張る。甲野師匠に初めて取材したとき、武術の達人に向かって、こともあろうに、聞いちゃった。「立ち方を、教えてください」。「吉《きっ》兆《ちょう》」の板長に、箸の持ち方を聞くようなものだ。

師匠によると、胸を張り、背中を反らせるのは間違い。

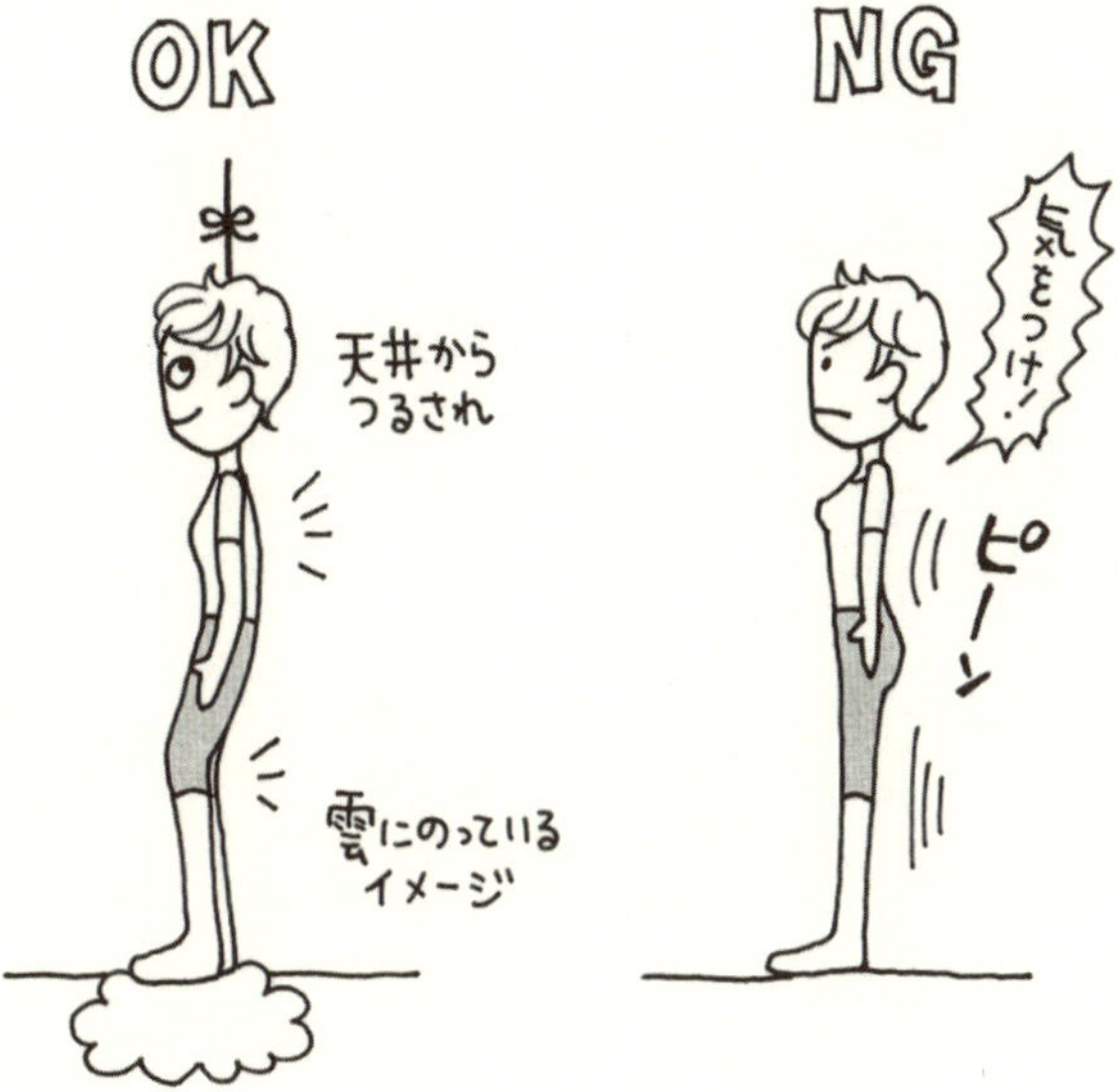
OK
天井から
つるされ
雲にのっている
イメージ
NG
気をつけ！
ピーン

軽く胸を落とし、背中からお尻まで、自然な丸みを帯びたひとつの線にする。ひざは突っ張らずに、ゆるみを持たせる。重心は足の裏の中心、いわゆる土踏まずに置く。イメージとしては、体が浮いている。

師匠の原点は、剣道以前の剣術だ。現在の剣道はぐっと胸を張らせるが、師匠によれば、「あれは明治時代からのこと」。

ドイツ式の直立不動の「気をつけ」が、いろんな分野に導入されたらしい。空手も古流は師匠がすすめるような胸を張らない姿勢だったらしい。芸能だと日舞《にちぶ》は反らず、能と仕《し》舞《まい》が反る。能も昔の基本姿勢は別だったかも、と師匠は考えている。

甲野流の原点を見せてもらった。師匠、分厚い本を広げる。

「昔の日本人は、こういう姿勢だったんですよ」

坂本龍馬《さかもとりようま》、高杉晋作《たかすぎしんさく》、近藤勇《こんどういさみ》。写真の中で、幕末の志士たちは腕を組み、迫力はあるが、肩をいからせていない。スーッと胸を落とした自然体だ。新陰流《しんかげりゆう》の剣聖《けんせい》の絵姿も同様だった。

宮本武蔵《みやもとむさし》の『五輪書《ごりんのしよ》』にも「尻《しり》を出さず」とある。

今の剣道なら注意される姿勢が、実は伝統を受け継いでいる。文化ってビミョー。

2章

毎日の生活のなかで、「体の基本的な動き」を身に付ける

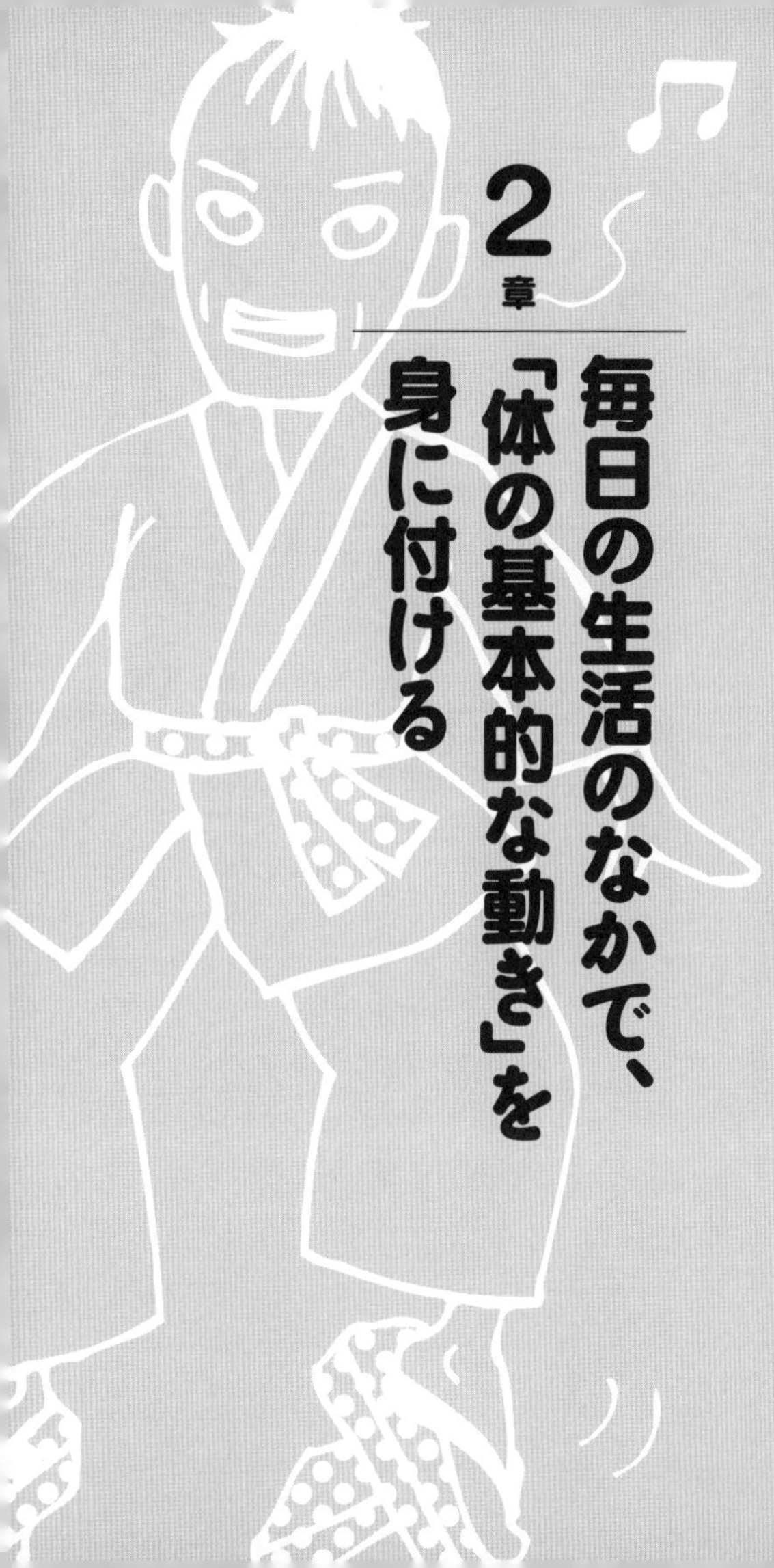

体全体をうまく使えば、毎日の暮らしはもっとラクになる

どうでした、修業いらずの1章は？

ひと通りこなすと、「物足りなーい」って感じになりません？

そこでお待たせの2章。フツーの生活の、わずかな時間と場所。あとは体ひとつ（と棒一本）で、ちょっくらできるプチ修業。

汗ダラの筋トレは、甲野流にはない。師匠は根性筋トレ反対派なのだ。複雑な全身の動きを、部分に分解して鍛えれば、一部にのみ負荷《ふか》がかかる。たとえば釣竿《つりざお》は、全体としてたわむ。ひびが入って修理すると、ついそこを丈夫にかためてしまう。すると、その修理した上下のところに、今まで以上の負荷がかかる。

全身が調和する感覚が育っていないと、どうなるか。動物でも、飼育されたアザラシは深いプールで溺《おぼ》れるという。溺れるアザラシにならないための、基本の動作を集めてある。無理なく腹筋を強くしたり、老後に骨折しないための知恵、満載だ。

鉄人28号歩き

下半身全体で歩くことでひざや腰の痛みも防げる

これ、基本中のキホン。鼻かんで、耳かっぽじいて、目ェお皿にしてから読んでください。あらゆる動きの源だけど、本気でやると、いちばんむずかしい。

要するに、早い話が、歩くとき、かかとを上げてつま先で蹴らない。いわゆるウォーキングとは逆になる。師匠によると、あの大きく手を振る動きは、腰にこたえる。

甲野流古武術では、足で地面を蹴って歩かず、手も振らない。

そして、それとは別に、武術的な体づくりのために、足を踏み出すとき、足のかかとから先に上げず、足の裏全体をホバークラフトのように、地面と平行に浮かせて歩く。

「なぁんだ、それだけのこと？」と最初は思う。

まず、ひざに少しゆるみを持たせて立つ。手は体に添わせる感じ。足の裏はぺたんと床に着ける。そのままで、ってことは、つま先に力を入れず、かかとを浮かせもせず、足を上げようとした瞬間に……ほらね、「えらいこっちゃ」と慌てるワケ。つま先からかかとまで、全部一緒に上げようとすると、ふくらはぎ全体がバキンと固まる。固まりごと一歩前に出る。その繰り返しが、とても大変。

フツーは、足裏を垂直に上げることすらできない。自分では足裏全体を上げているつもりでも、かかとから先に上がっているケースが多い。さらに、その足を床と平行移動させるとなると……。

甲野師匠のネーミングは「足裏垂直離陸」。移動の瞬間、足の裏全体がフッと浮くのが理想だ。念のために言っておくが、能のスリ足とは全然違う。

オギノのネーミングは「鉄人28号歩き」。これは師匠でも大変だそう。まして、シロートがやるとロボットがガシン、ガシンと前進する感じになる。なに「鉄人」を知らない？ そういう世代には「ドラえもん歩き」ってことで。

甲野師匠の体捌《さば》きの見事さの基本も、この歩き方にある。さらに、下半身のゆるみやあそびをなくすことで、ひざや腰に対する負担が減る。ギックリ腰の予防にも適している。

宮本武蔵の『五輪書』にも、歩くとき、かかとに力を入れ、つま先が少し浮くぐらいがヨイ、とあるそうだ。つま先浮かしは最近のダイエットでも推奨されているらしい。レッツトライ。でも頑張りすぎると、翌朝ふくらはぎが、痛いッスよ。

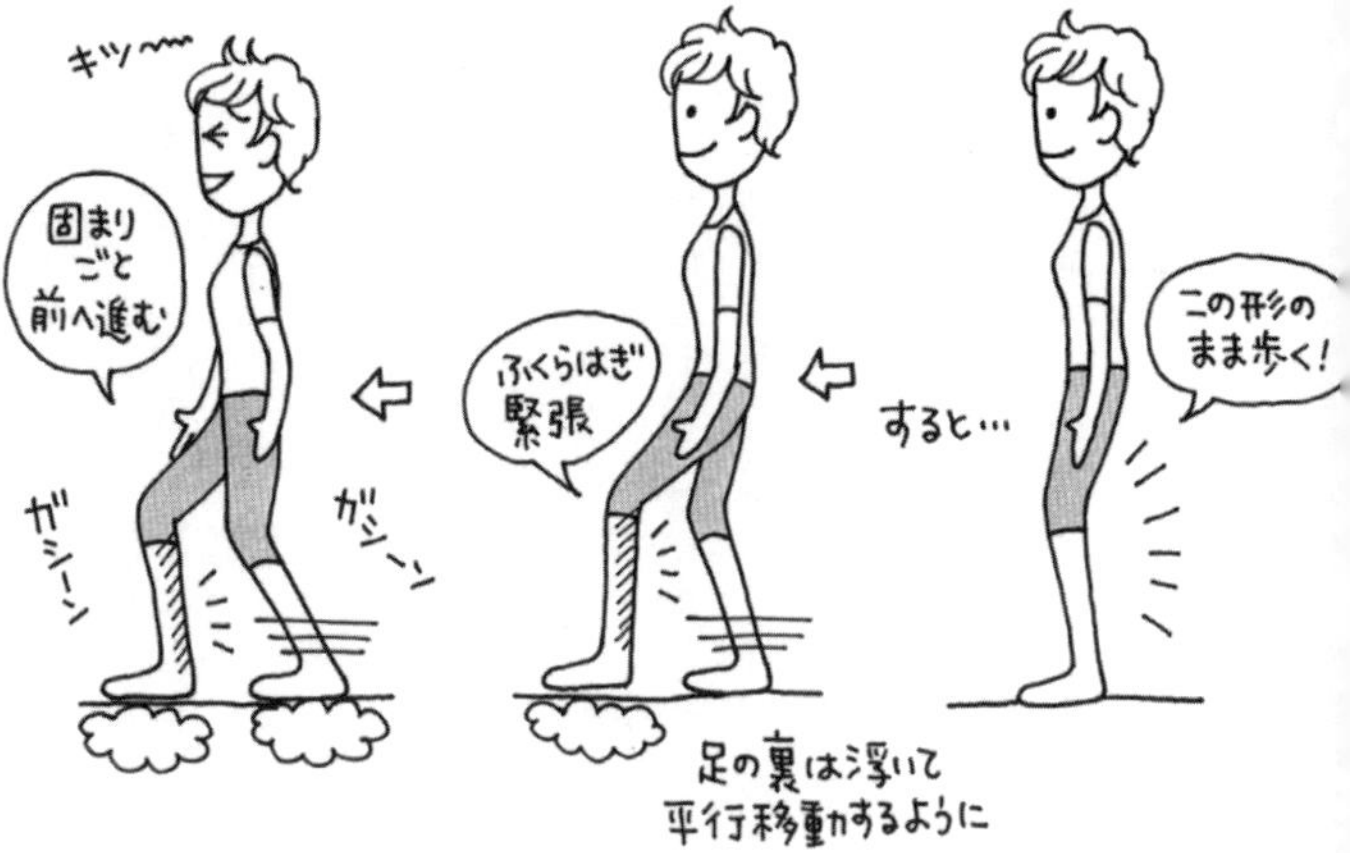
キツ〜〜
固まりごと前へ進む
ガシーン
ガシーン
ふくらはぎ緊張
すると…
この形のまま歩く!
足の裏は浮いて平行移動するように

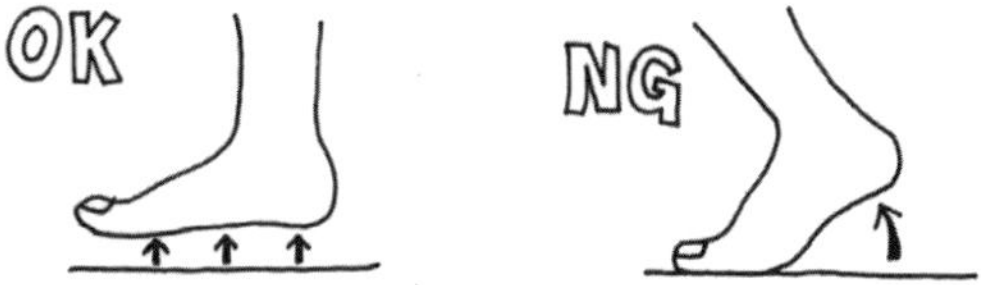
OK
NG

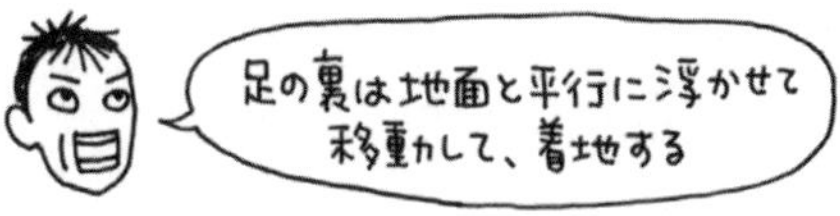
足の裏は地面と平行に浮かせて移動して、着地する

モノを拾う術

颯爽と拾って足腰強化

わっ、道にダイヤの指輪が落ちている。誰も気付いていない。ただしあなた85歳、腰が悪い、とする。モノを拾うときは、一挙に体を曲げずに、いったん腰を落としてから、というのが老人向けの常識になっている。

しかし「えっこらしょ」と腰を下ろしてしまうと、体がソコで安定し、元に戻りたくなくなる。立っている状態を体に刷り込んで、体を「形状記憶合金」にするのが甲野流。具体的には、足裏を「垂直離陸」で浮かせつつ、体のほうは沈ませる。

ちゃんと垂直離陸のできない私だと、ぴょん、と飛ぶついでに拾う感じになる。それでも足を踏ん張って、腰を曲げるよりは、よほどラクだ。

「若いときにできなかったことが、今できるんだ、と思えたほうがいいでしょ」

と師匠。たしかに。さあ、これで85歳のあなたもダイヤの指輪に突進だ！ 無事拾って、目ェ近づけてみると、ダイヤじゃなくてアルミ缶のプルトップだった、というのが人生ですわな。

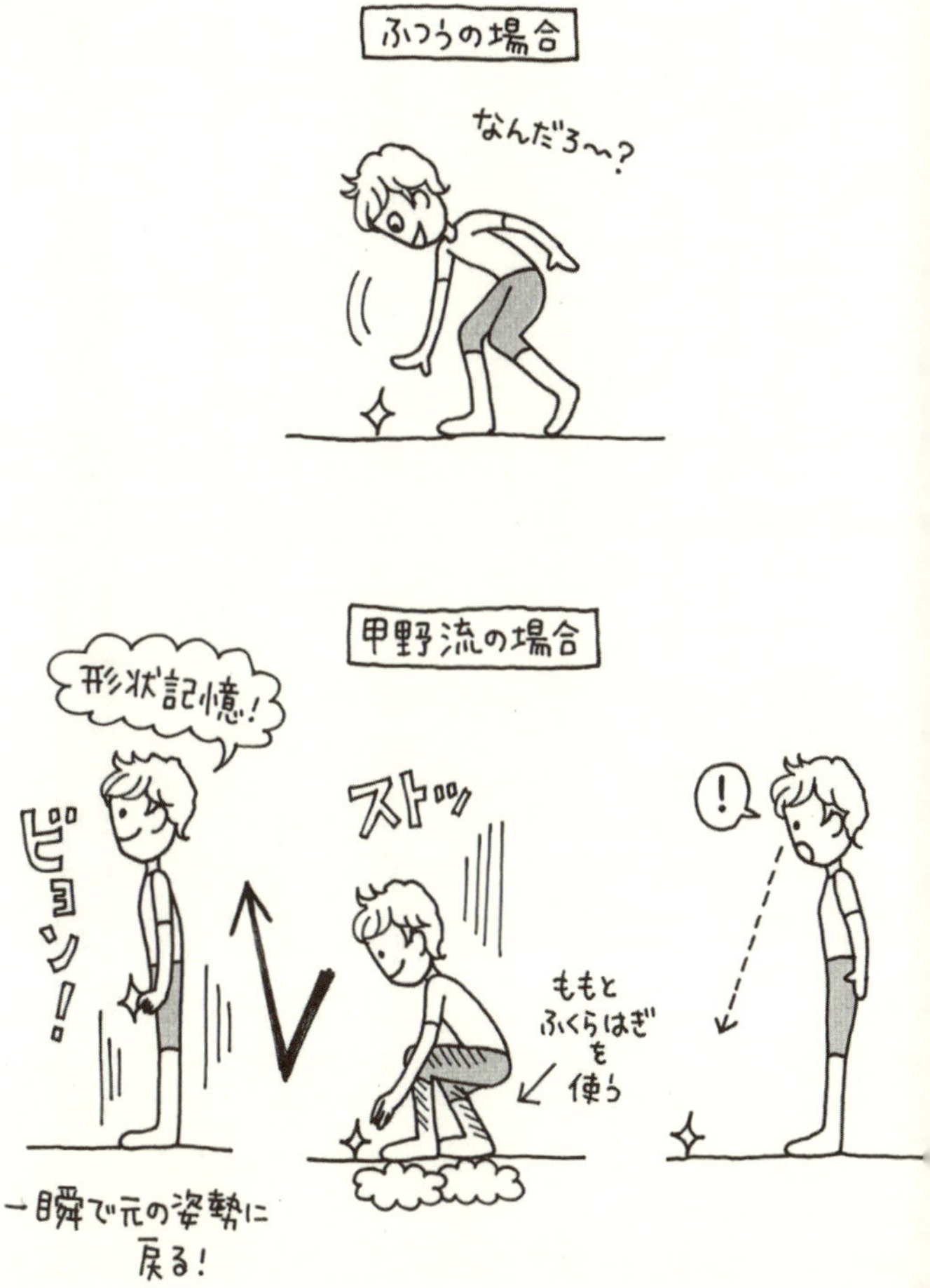
ふつうの場合
なんだろ〜?
甲野流の場合
形状記憶!
ピョン!
ストッ
ももとふくらはぎを使う
!
一瞬で元の姿勢に戻る!

ワイパー受け身

こけたとき、ケガをしないための練習

年を取る→転ぶ→骨折→寝たきり。とってもよくある、サイアクのパターンだ。今のうちに転び強くなろう、という練習だ。オマケに自然と腹筋がついてくる。柔道などの受け身の応用を、師匠が考えた。立った姿勢から、くるりとマリのように回転し、受け身が取れるのはプロのワザ。シロートは立てひざから始めよう。

①左ひざを立てる。右足は足の甲からスネまで、床にぺたっと着いた状態。

②つま先を支点にして、右足を左足のかかとのほうへ回転させる。右足は、自動車のワイパーのような、扇形《おうぎがた》の軌跡《きせき》を描くはず。

③体を丸めて、太もも、お尻、腰、背中と徐々に床に着地していく。他の人には、右足と左足を×にクロスして転ぶ、と見える。

④転がり始めたら、後頭部を打たないように、あごを引いて、自分のおへソを見る。左ひざの次は右ひざを立て、以下同文。

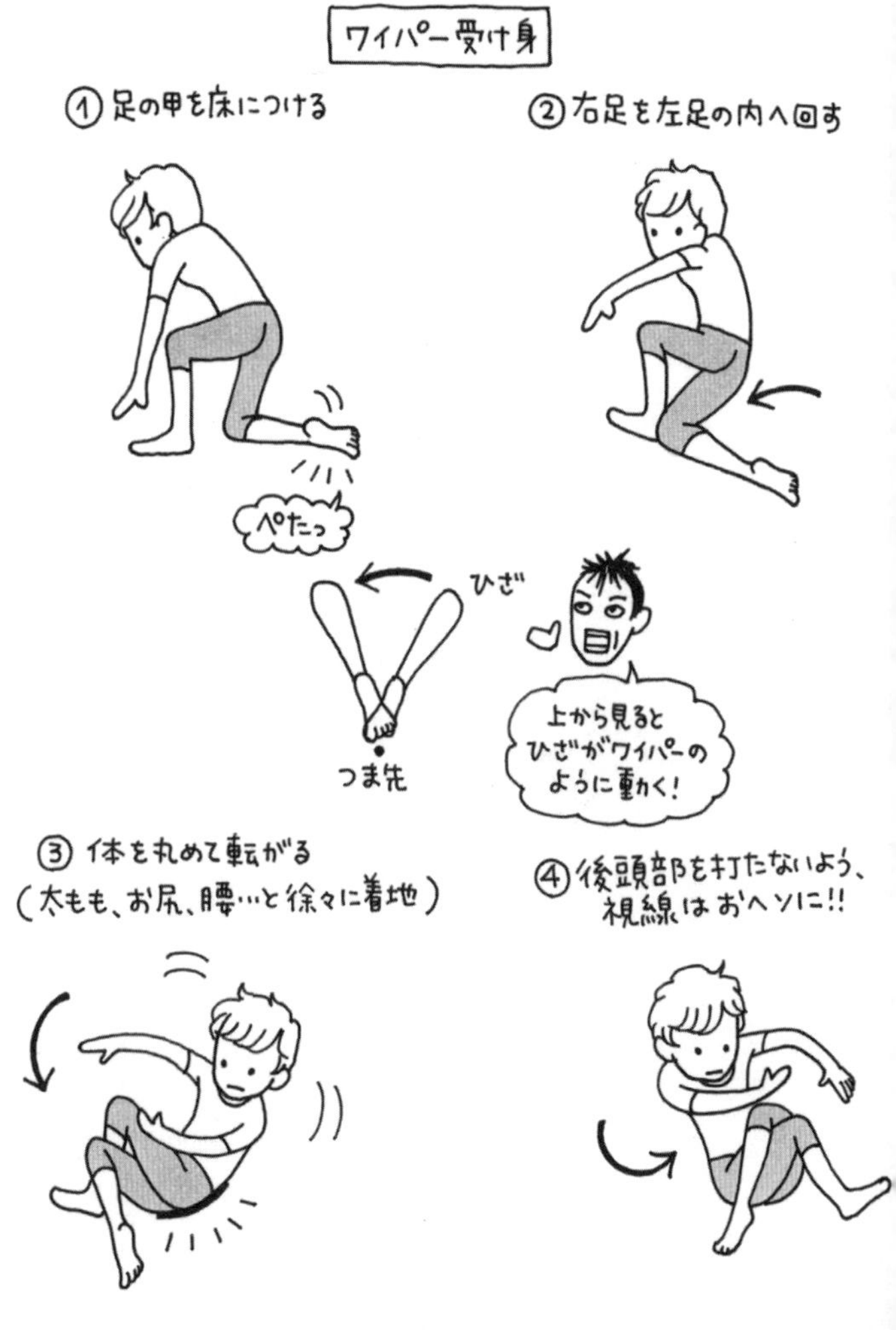
ワイパー受け身
①足の甲を床につける
②右足を左足の内へ回す
ぺたっ
ひざ
つま先
上から見ると
ひざがワイパーの
ように動く!
③体を丸めて転がる
(太もも、お尻、腰…と徐々に着地)
④後頭部を打たないよう、
視線はおヘソに!!

ワイパーが面倒なら、最初は転がるだけでいい。体を丸めて転がってから、再び起き上がる。起き上がりこぼしのような動きを、なるべく大げさな動作でやると、美容運動になる。無理なく腹筋も鍛えられ、一石二鳥。

転ぶプロセスの練習は、体をボールにする練習だ。四角い箱はがくんがくん、四隅をぶつけながら転がる。ボールならころころと、すみやか、かつスムーズだ。この練習をスローモーションにすると、体が転がる瞬間ごとに球形に近づいていくのがわかるはず。

ワイパーやるほうの足にゾウキンつけとけば、掃除の手間が省ける、かもしれない。

ワイパー受け身の練習をやっておけば、突然ツルッと滑った場合も、最小限の打撲で済む。ポイントは頭を打たないようにおヘソを見ること。そして、できれば瞬間的に足首を返し、足の甲を地面に着けること。足首の返しは、実際にはなかなかできないが、おヘソを見て、体を丸めることができれば、大ケガには至らないはず。

練習した成果は、簡単に確かめられる。自分の軸足の内くるぶしを、思い切りもう一方の足で蹴《け》飛ばす。すっきり転べれば合格で、イテテ、なら修業が足りない。しかし、格闘家がコレを試みて、腰を打ってしまった例もあるので、真似しないほうが無難だ。あくまで、甲野師匠クラスの人が試す技ってことで。

① ツルッときた!!
わ〜〜!!
ツルッ☆
そのままだと…
腰と頭をモロに打って大変!!
!!
ガン
ドシーン
② おヘソを見る
ムッ
瞬間に足の甲を地面に着ける
③ 体を球体にして衝撃をやわらげる
手をついてもOK
バシーン

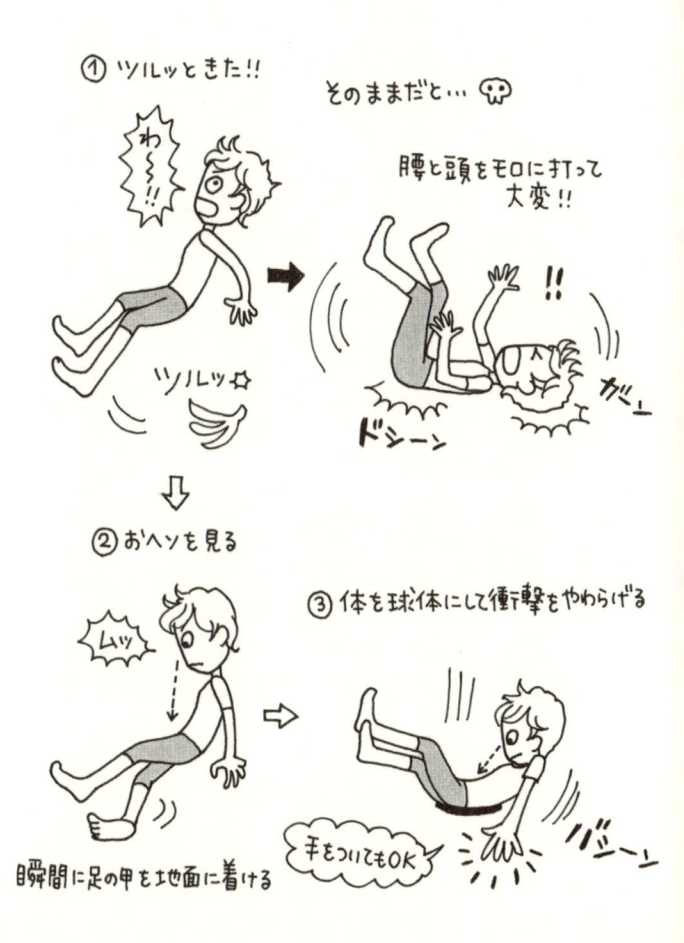

「一本足の下駄」は家事のお伴

腰痛予防にも最適

甲野師匠は、一本歯の高下駄を愛用している。ヒール、って下駄では言わないだろうが、推定十数センチ。片一方だけ履かせてもらった。トラックから見た景色と、乗用車のそれとの違いぐらいはある。師匠、これでスタスタ歩き、カタカタ走る。

一本歯の下駄は、「蹴らない歩き」の練習に最適だ。手足ではなく体幹《たいかん》（体の胴体などの中心部分）を使う、という基本が叩き込まれる。しかしシロートが突然ハイヒールでは、二歩でこけ、三歩で骨折しかねない。そこでオススメなのが、ローヒールの一本足の下駄。下駄の裏に、5箇所、穴が開いている。4センチ弱の、円筒形の歯を、いずれかの穴にネジで止める。歯は2本ずつ揃っており、普通の下駄にもなるが、この場合、普通では意味がナイ。よって1本だけ止めて、初級下駄、完成だ。

姉弟子、フルート奏者の白川《しらかわ》真理《まり》さんがいる。肩を落とす甲野流は、フルートにもぴったりらしい。日常の着物姿もすっかり板についた白川姉さん、家では一本足の下駄で家事をやっているそうだ。下駄で掃除機どころか、包丁も使う。

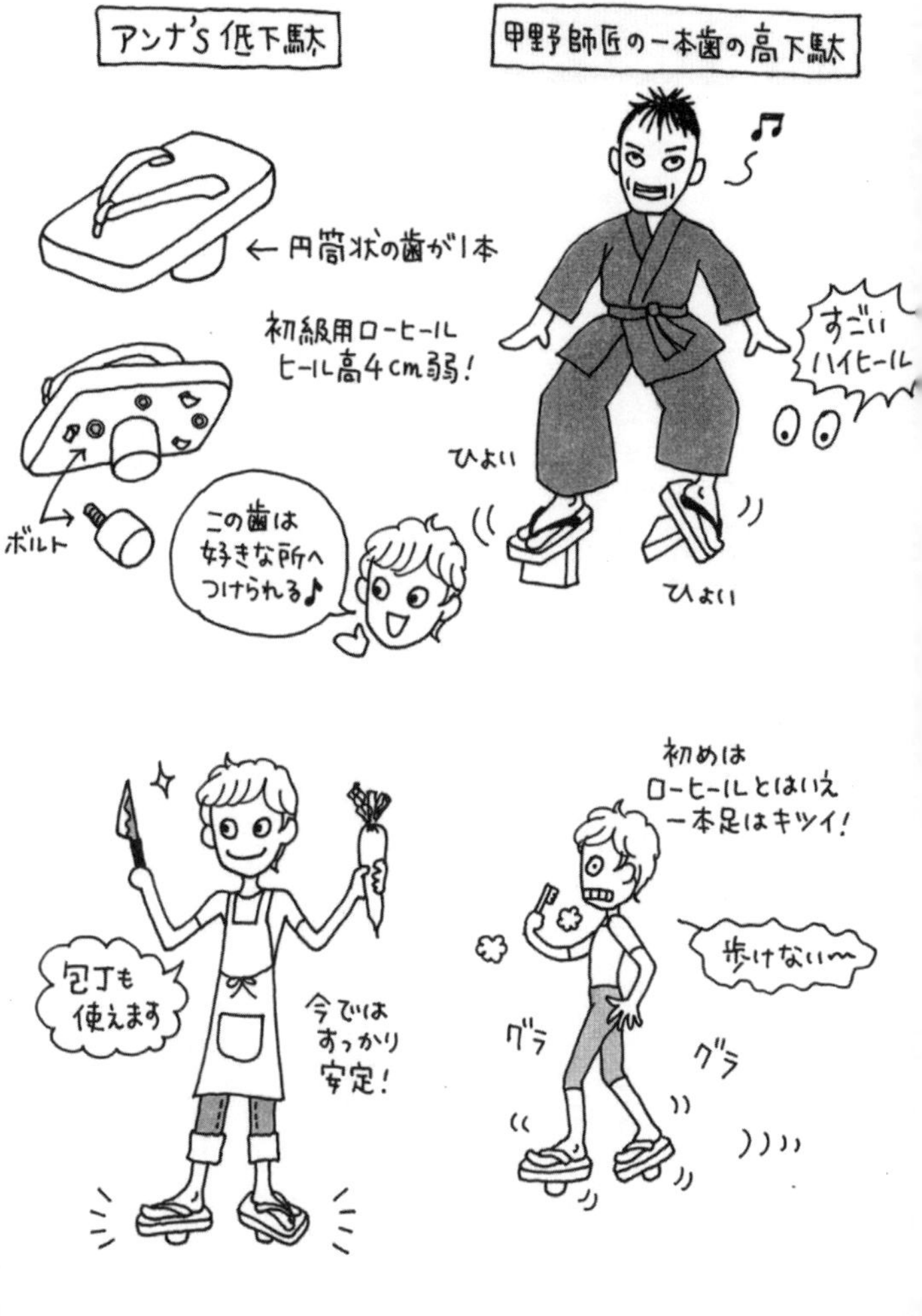
アンナ'S低下駄
甲野師匠の一本歯の高下駄
← 円筒状の歯が1本
初級用ローヒール
ヒール高4cm弱!
ボルト
この歯は
好きな所へ
つけられる♪
ひょい
ひょい
すごい
ハイヒール
包丁も
使えます
今では
すっかり
安定!
初めは
ローヒールとはいえ
一本足はキツイ!
歩けない〜
グラ
グラ

「自分の包丁の使い方がヘンだった、とわかりました。怖いので、自然と力んでたんですね。今は力みが抜けて、呼吸が深くなった感じ」

聞いた私は、最初は半信半疑だった。いくら初心者用でも、ぐらんぐらん揺れて、歩くことすらできなかったのだ。

毎日できる練習は、と知恵を絞った。ちょうど歯医者に歯周病を指摘され、夜の10分歯磨きを義務づけられたところだった。10分は、テレビの前ならあっという間だが、歯ブラシ片手だと、めっちゃ長い。その間を利用することにした。

お気に入りのCDをかけ、スタンバイ。歯を磨き、スイングしながら、というよりグラグラ状態で、廊下を往復する。2、3曲ぶん頑張ることを続けた。

歯磨きでは物足りなくなって、ついに包丁に手を出した。意外とイケる。ただし最初のうちは足元が乱れるから、すぐにシンクにつかまった。そのうち履いていることを意識しないでいられる時間が、少しずつ延びてきた。

おかげさまで、最悪だったバランス感覚が、飛躍的にマシになった。片足立ちのヨガのポーズを続けられなかったのが、いつの間にかできるようになっていた。

いいことずくめ、と言いたいところだが、いかんせん、木の下駄である。床がフローリングだと、カンカン音が高い。勤め先の大学に持参して、教室内を歩き回りながら、授業兼練習とシャレたところ、音が気になって一回で懲《こ》りた。マンションで下の階に遠慮がある場合、何かを敷いた上での練習をオススメする。

甲野師匠が発案した身体調整器具「みちのく山道」

お問い合わせ先：
販売店「やまあるき」
http://yamaaruki2011.blogspot.com/

甲野師匠愛用の一本歯の下駄のお求めは

大野屋履物店
TEL:042-366-5356

一本歯の下駄は全国の履物店にあるが、品質的にも価格的にもココがオススメ。下駄の高さは14.5センチ
1足5400円（税込、送料別）

荻野アンナ愛用の一本足の下駄（バランス下駄）のお求めは

Marumitsu
TEL.0238-37-3213
http://www.m-bbb.com

正式な製品名は「BBB type-G」（バランス下駄）
1足9000円（税込、送料別）
価格：ゴムキャップ付　10,800円（税込、送料別）
　　　ゴムキャップ無し　9,400円（税込、送料別）
※ゴムキャップは、滑り止め、防音、キズ防止となります。

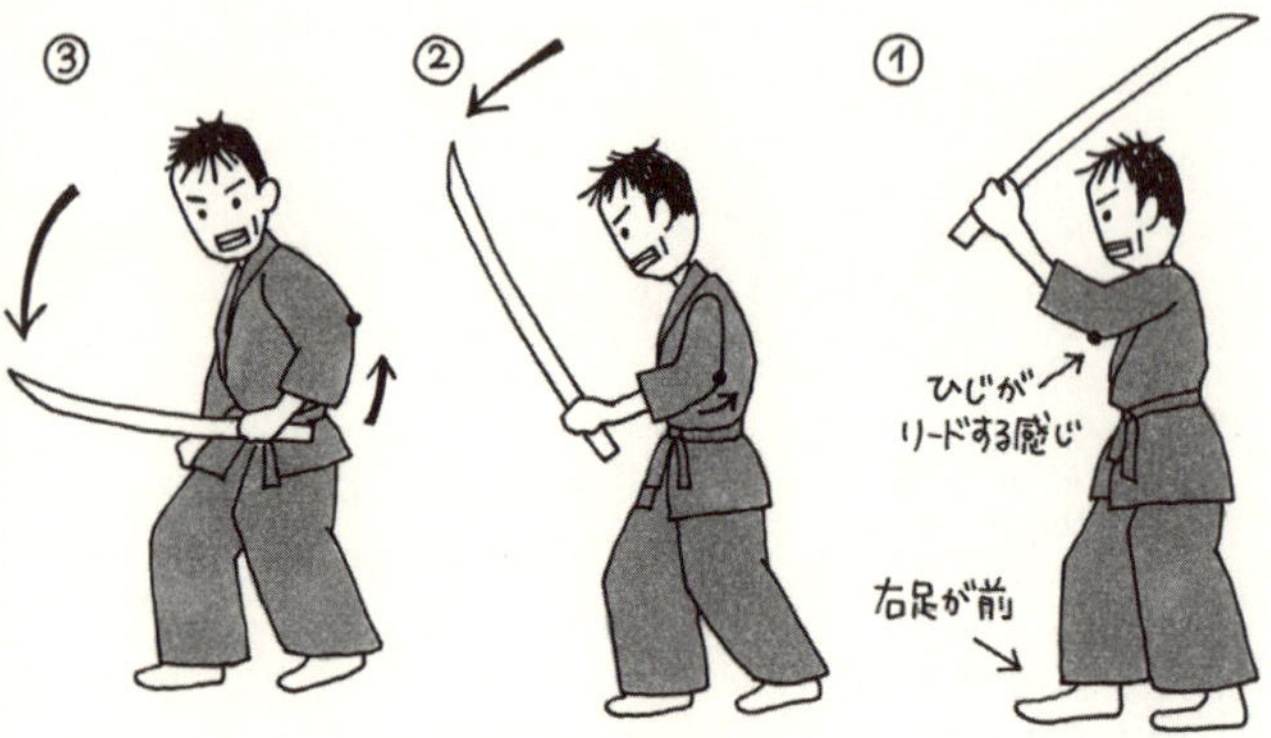

ぐるるん素振り

「体幹」の使い方を実感する

体をひねらない、ねじらない。体幹の使い方の練習になる。

必要なものは、できれば木刀が一本。なければ棒なら何でもオッケー。

1．右足を一歩前に出し、左手で木刀を構える。
2．振り下ろした木刀の切っ先が、手首を中心に、メリーゴーラウンド状の円を描けばよい。

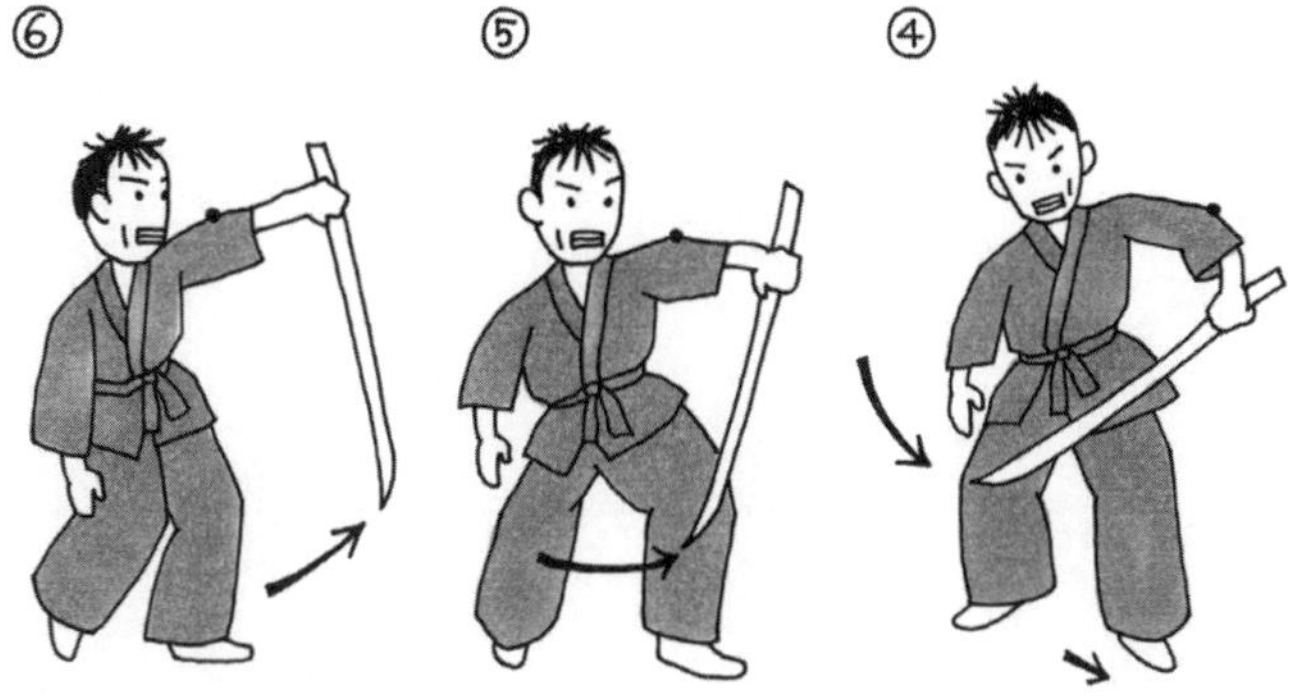

と書けば簡単だが、「円」にするにはコツがいる。

ふつうなら、振り下ろした手をぐるんと回したくなるのが人情だが、この場合、回るのは刀なのだ。

1. 刀を持った左こぶしを、駆けっこのときみたいに、後ろに振る。振ったひじが、見えない手で、後ろにひっぱられるようなイメージ。ひじにリードされて腕が回る。
2. ひじと肩が上がるのにつれて、体も回転する。そのとき足は、左足を軸にして、右足を回転させながら、追っていく。
3. スタートでは右足が前だったのが、フィニッシュでは左足が前になっている。

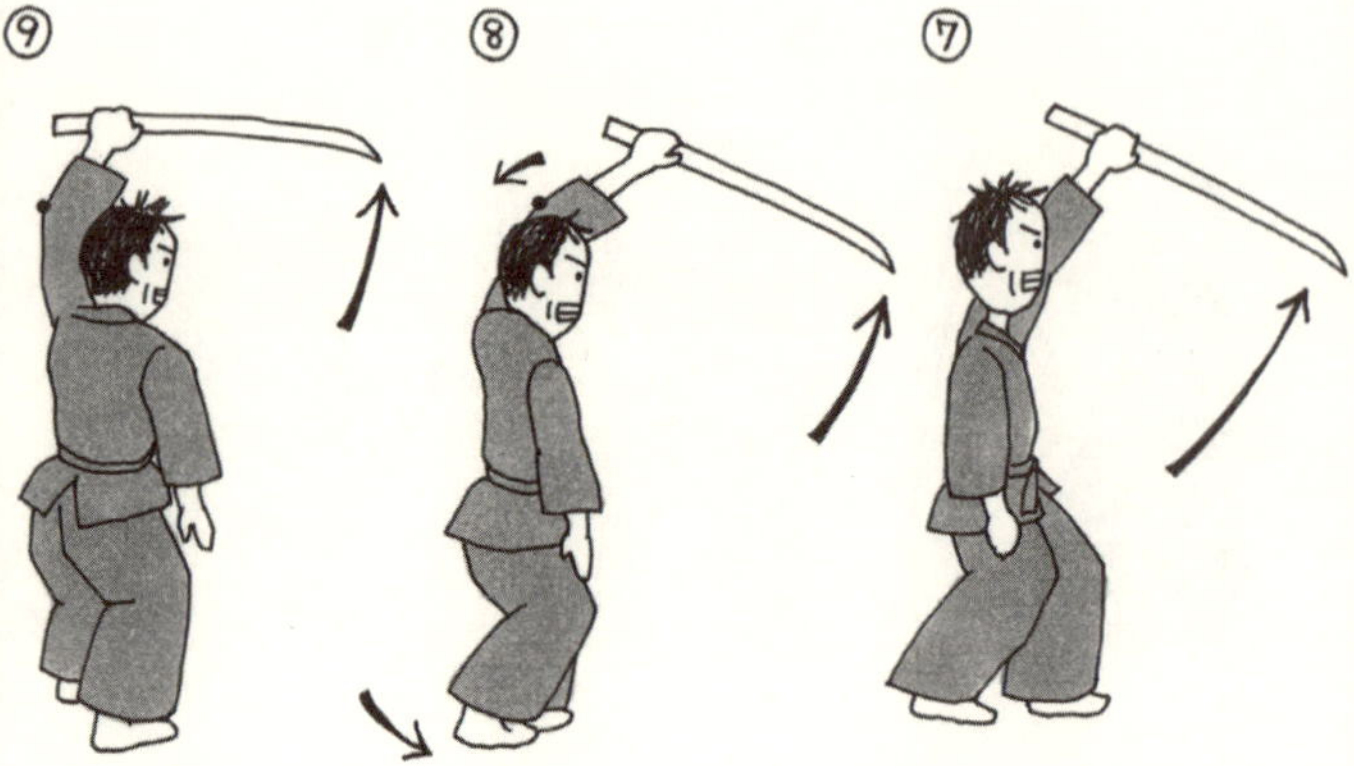

この、左右の足の踏み替えを、左足を軸にしないで両足共に動くのを〝水鳥の足〟と呼んで師匠が技に名前を付け始めた最初だそうだが、これがムツカシイ。

4.刀を右手に持ち替えて、以下同文。

刀を振り回すというより、刀に導かれて、腕も体も足も動いていくとわかるなり、カンタンな動作になる。でも、思い切り、ていねいに説明した。理由、自分が苦手だったから。この練習、自分の頭と体がバラバラなのを思い知らせてくれた。頭と体の和解のためにも、オススメだ。

もしも前にひとり、後ろにひとりいて、刀が本物なら、動きが終了すると、ふたりとも、倒

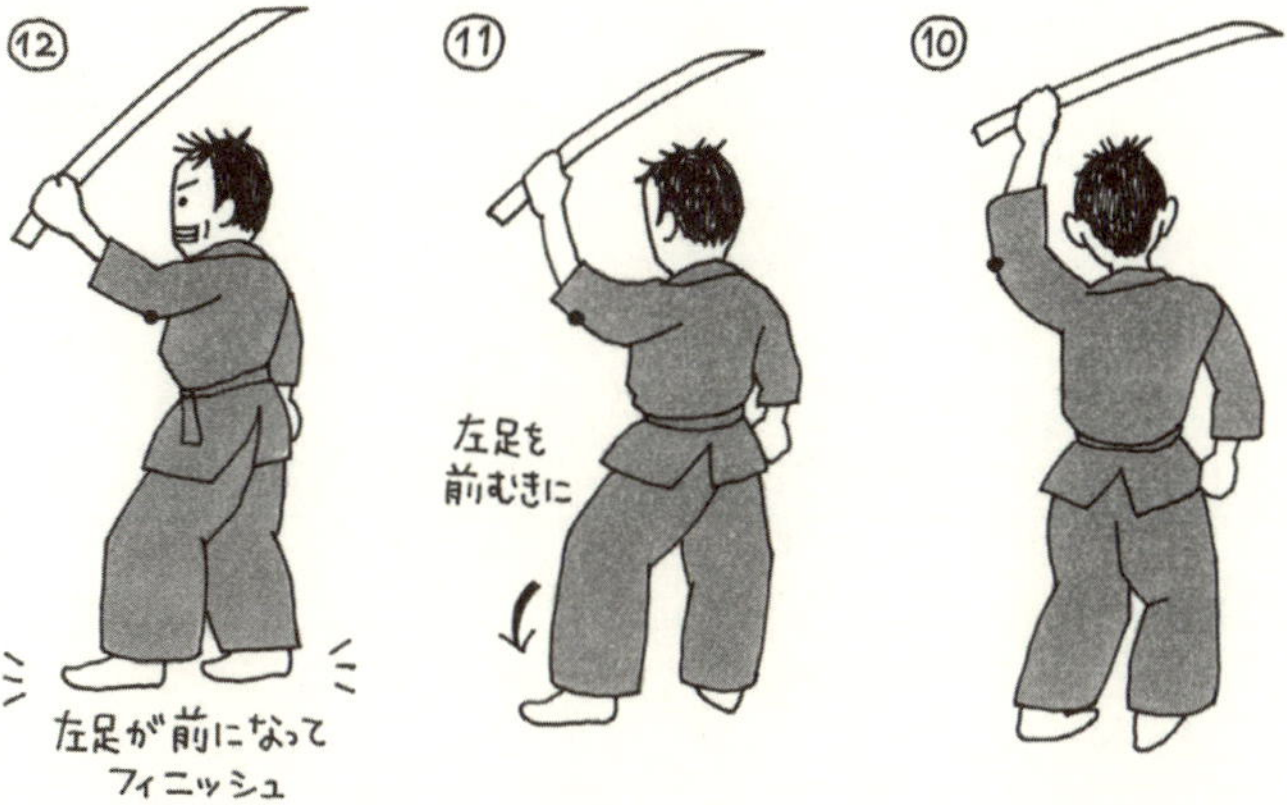
⑩
⑪
左足を
前むきに
⑫
左足が前になって
フィニッシュ

れている。身近にふたり、ヤな奴がいたら、毎朝叩《たた》っ斬《き》るつもりで、コレに励《はげ》むといいかも。警察のお世話にならずに鬱憤《うっぷん》が晴らせる。

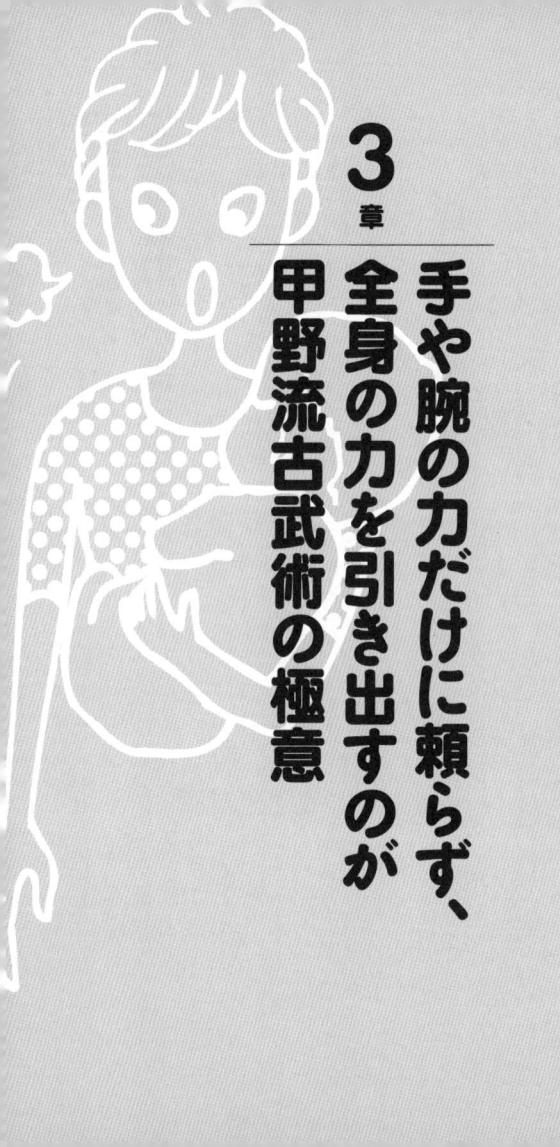

3章

手や腕の力だけに頼らず、全身の力を引き出すのが甲野流古武術の極意

「腕力」に頼ると、「全身の力」が使えなくなる

この章には必須のポーズがひとつある。「キツネコンコンの手」だ。名前はヘンだが、動作としては超簡単。

手を「キツネコンコン」の決めポーズにするだけで、人やモノを、ラクに運べるようになる。腕力を増すためかというと、その逆で、手や腕に頼らないで、全身を生かすためのポーズなのだ。

モノを持ったり、動かしたり、にはつい手が出る。「脳は器用な手や腕をエコヒイキし、手は脳にゴマをする出たがり屋」と甲野師匠。エコヒイキは「キツネコンコンの手」にすることで封じることができる。そうすれば全身、とくに有効利用が難しい背や胸などの筋肉が、うまく使えるようになる。

赤ちゃんをだっこする初級から、泥酔者レスキューの上級まで、順を追って並べてみた。

キツネコンコンの手

全身の力を使うための決めポーズ

甲野流の正式名称は「折れ紅葉《もみじ》」。楳図《うめず》かずおのマンガ「まことちゃん」を知っている世代には、話が早い。まことちゃんの決めポーズの「グワシッ」、アレですがな。「まことちゃん」より上、または下の世代のために、説明させていただく。

①お手手をパーにする。
②中指・薬指を下に折る。
③残りの指をピンと伸ばすべし。
親指に対して人さし指が直角、人さし指に対して小指が直角に近付くが理想だ。

復習になるが、甲野流の基本は、体幹を使う。でも、手が加わる動きでは、つい腕に力を込めてしまう。腕の余計な動きを防ぐのが「キツネコンコンの手」なのだ。コレをやると、腕がピンと張り詰める。あらかじめ「キツネコンコンの手」で手と腕に別の仕事を与えておけば、全身の力を引き出せる、というわけ。

その上で脇を締めると、肩が下がるのが、自分でも明らかにわかる。「肩を上げない」は、甲野流に限らず技芸の基本。肩が上がっている状態は、手と腕に余計な力が入っていることの、いちばんわかりやすい兆候なのだ。肩をいからせている人は不自然だし、すっと肩が下りている人が、自然な印象を与えるものだ。

というわけで、「キツネコンコンの手」は重いモノを運ぶときや、護身術や、介護など、あらゆる場面で大活躍する。

手や腕の力に頼らず、
全身の力を使うために
手だけに仕事をさせない
キツネコンコンの手
前へ折る
5本指をピーンとのばし
中指と薬指だけを前へ折る
腕がまんべんなく緊張！
つまり、手と腕に別の仕事を与えておく

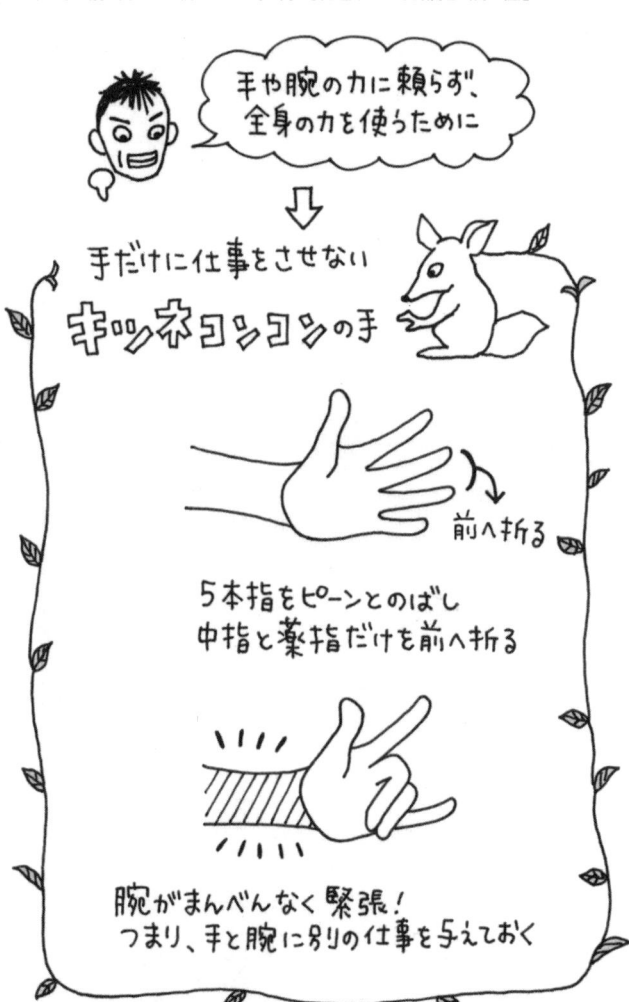

赤ちゃんの抱き方

肩を下げて抱けば、重くない

風が吹けば桶屋《おけや》がもうかる、という表現があるけれど、なんとピアニストが弾《ひ》き始めるときの手の動きが、赤ちゃんを抱く参考になる。

ピアニストのなかには、突然ガンと指を鍵盤《けんばん》の上には置かないで、まるで手術前の外科医みたいに、いったん両手を顔の前あたりまで上げてから（そのとき手のひらは顔のほうを向いている）、空中でくるりと手首を回して、手のひらを鍵盤の上にのせる人がいる。なぜ無意識のうちに、余計な動作を加えるのか。それは、肩を下げるため。肩が下がれば、自然に全身の力が使えるようになる。

赤ちゃんを抱く場合も、いきなり手のひらでガチッと抱いてしまうと、肩が上がって、腕の力だけで抱くことになる。それを防ぐために、まず手の甲を赤ちゃんに当て、肩を下げてから手のひらを返して抱く。すると腕が「抱っこひも」のようになり、背中側の筋肉も動員し、全身で赤ちゃんの重みを受け止められるようになる。

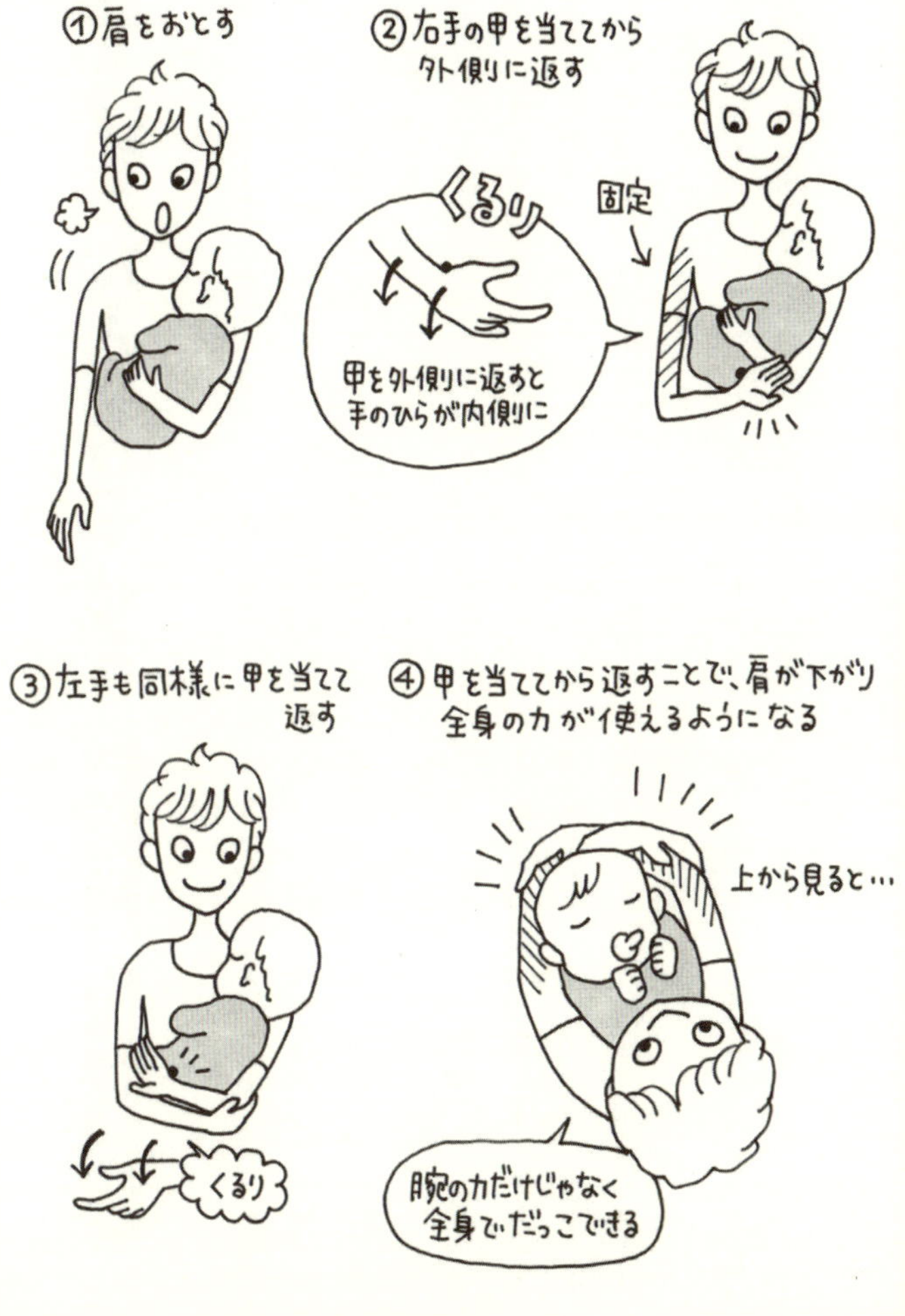
①肩をおとす
②右手の甲を当ててから外側に返す
くるり
甲を外側に返すと手のひらが内側に
固定
③左手も同様に甲を当てて返す
くるり
④甲を当ててから返すことで、肩が下がり全身の力が使えるようになる
上から見ると…
腕の力だけじゃなく全身でだっこできる

座り込んだ人を立たせる

自分より重い相手も大丈夫

座り込んだ人を立たせる場面、とくれば酔っ払い。これは放っておいてもいいが、要介護のお年寄りがベッドから落ちたら、立ち上がらせ、ベッドに寝かせないといけない。

他に人手があればいいが、自分一人、あるいは相手が自分より重かったら、まずふつうならお手上げだ。

甲野流の「添え立ち」を身に付けておけば、そんなとき、慌てなくて済む。添え立ちの最初のポイントも「キツネコンコンの手」にある。腕力に頼らず、全身の力を使うための手、とすでに書いた。添え立ちの場合は、全身の力を使うというよりも、自分が倒れないように相手に支えてもらって相手を抱き起こす、という妙法。起こされるほうが起こすほうを助けるという、まさに理想的な助け合いの図。

ただし添え立ちは、腰痛など、腰に不安のある人は、要注意。まず、腰を完治させるべし。師匠の添え立ちは、その後「ただ立つ」に進化。この紹介はまたの機会に。

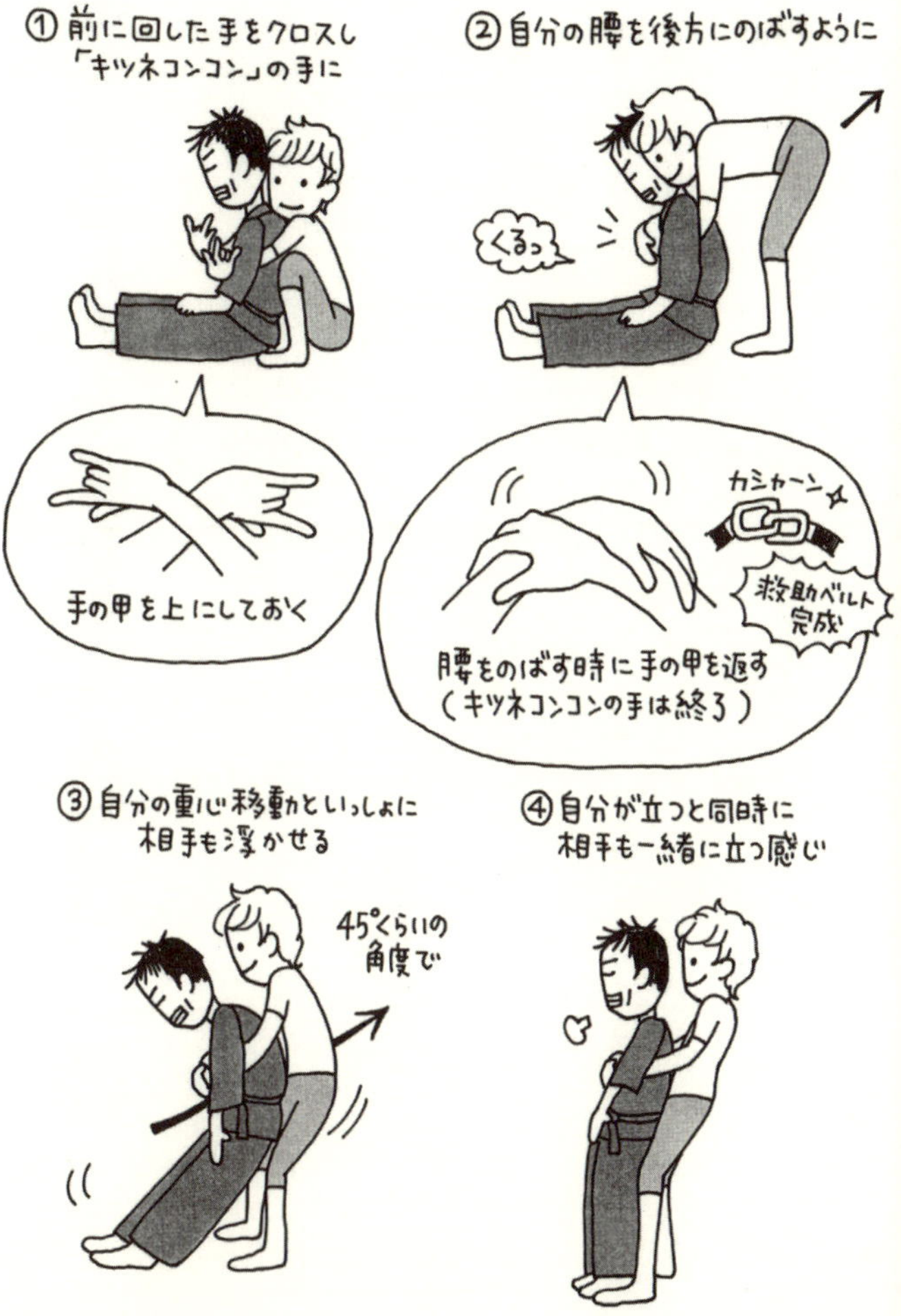
①前に回した手をクロスし
「キツネコンコン」の手に
手の甲を上にしておく
②自分の腰を後方にのばすように
くるっ
カシャーン
救助ベルト完成
腰をのばす時に手の甲を返す
（キツネコンコンの手は終了）
③自分の重心移動といっしょに
相手も浮かせる
45°くらいの角度で
④自分が立つと同時に
相手も一緒に立つ感じ

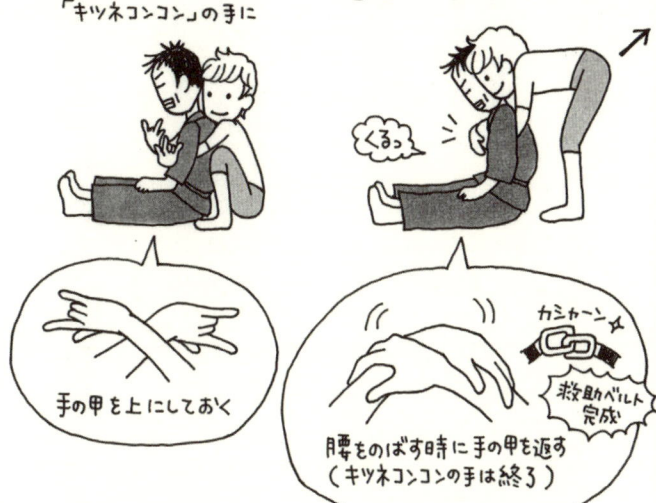

倒れ込んだ人を座らせる

酔っ払い介抱の大技

酔っ払いがうつぶせに寝込んでいたらどうするか。転がしておく。水をかける。それじゃカワイソウ、という心優しい人もいるはず。実際、酔っ払いのうつぶせ寝は「寝ゲロ」で窒息の危険もある。

フツーならうつぶせから仰向けにして、それから上体を抱き上げて座らせる。しかし、それだと寝ゲロが手に付きそうで嫌だ、という人には、相手のお腹にキツネコンコンの手を差し入れ、いきなり座らせる、というワザがある。この場合も、腕力を封じることと、足裏の垂直離陸を使って自分の体重を相手を起こす力に転用するのがコツ。

現実にこの技を使う機会は少ないだろうけど、自分より重たいものを持ち上げる訓練にはなる。この大技ができたときの爽快感は、かなりのもの。密かに訓練して、宴会芸にしてもいいかも。ただし、これも腰に不安がある人には御法度《ごはっと》だ。

どうやら相手が縦横斜め、どんな体勢であろうと、持ち上げ、移動させるには「キツネコンコンの手」が有効のようだ。

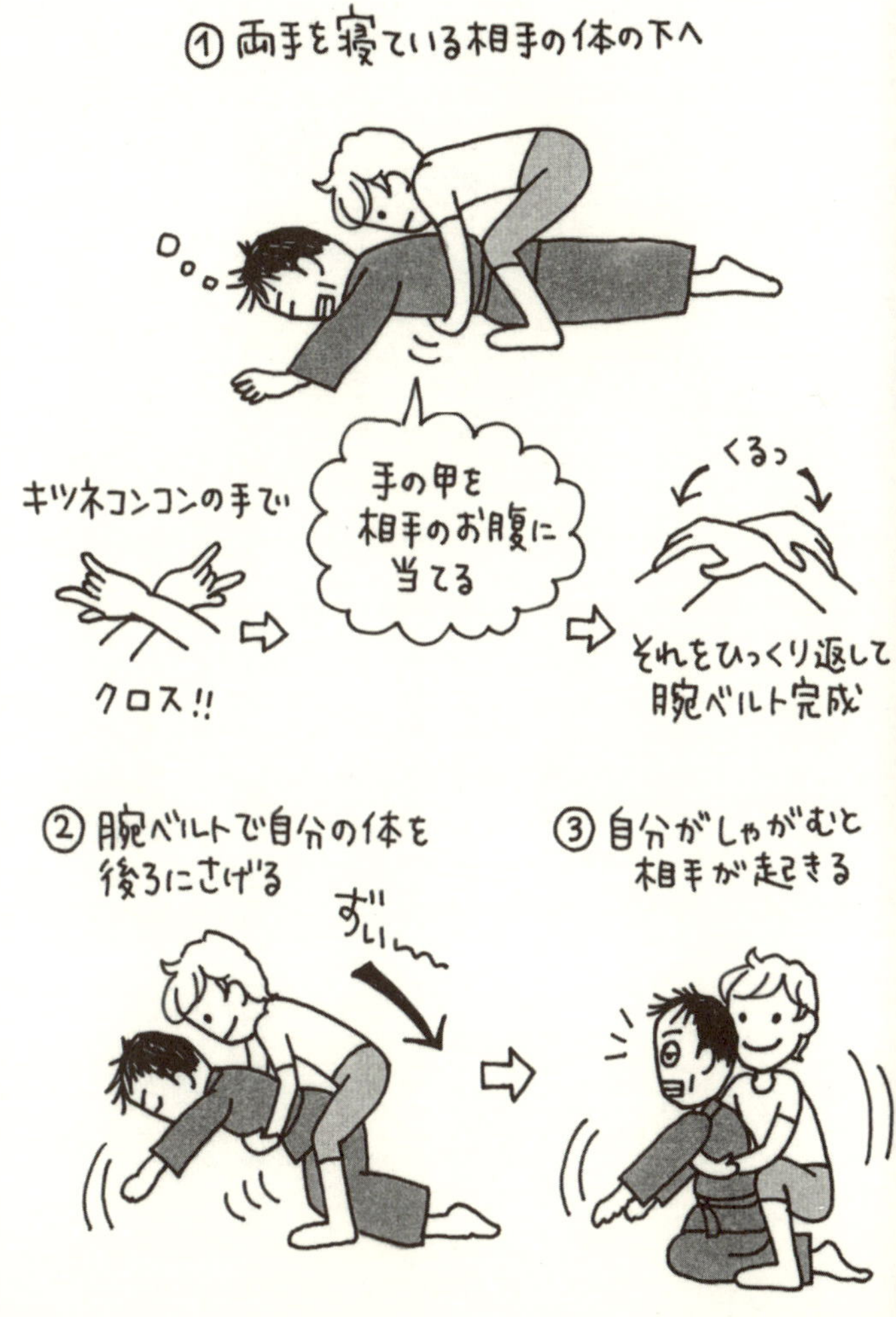
① 両手を寝ている相手の体の下へ
キツネコンコンの手で
クロス!!
手の甲を
相手のお腹に
当てる
くるっ
それをひっくり返して
腕ベルト完成
② 腕ベルトで自分の体を
後ろにさげる
ずい〜
③ 自分がしゃがむと
相手が起きる

師匠いわく。

「われわれは、つい手先のエンジンを使おうとするけれど、人間は体のあちこちにエンジンのついている精密機械みたいなものなんです」

ついてるエンジンは、ぜんぶ稼動させなきゃソン。言いつつ甲野師匠は、道場の窓を開けた。

「虫が迷い込んできたとするでしょ」

たいていの虫はパニックになって飛び回り、あちこちぶつかり、せっかく開いている窓に気がつかない。体を無駄に使っているわれわれも同じこと。ちょっとした工夫で、脱出の窓が見つかる。

重いモノの持ち上げ方

これで決して腰を痛めません

これまでは赤ちゃんから酔っ払いまで、人間の抱き方、持ち上げ方を学んできたけど、ここでは机や段ボールなどの重い「モノ」の持ち上げ方を指南。

基本は一緒。腕力だけでなく、全身の力を使うことを意識する。

重い机も「キツネコンコンの手」にすれば、ふっと持ち上がるようになる。

段ボールを持ち上げるときは、井戸のつるべをイメージする。落ちる腰が錘《おもり》となり、その結果、荷物が上がる。荷物を錘にして椅子から立ち上がる方法（24ページ）の逆で、今度は自分の腰を錘にして、段ボールを持ち上げるのだ。その際、「酔っ払い介抱の大技」（62ページ）と同じように、鉄人28号歩きで訓練した「足裏の垂直離陸」も活用する。

調子こいた私は、数十冊の本が詰まった両手に余るコンテナを、「えいっ」と一挙に上げようとして、尻餅《しりもち》ついて、周囲のあらゆるものをひっくり返した。突然女の子をお姫様ダッコするとか、極端な応用は、初心者は避けましょう。

大きくて重い机などの場合
ちょっと動かしたいだけなのに…
手も届かず
〈手のひら全体を使う〉NG
重っ
全然持ちあがらず
〈手の側面だけを使う〉OK
!?
ココにあてる
キツネコンコンの手
ひょい
軽く持ちあがる
「キツネコンコン」の手で肩の構造がくずれない
腕から肩までが緊張し、出たがり屋の手や腕が使えなくなるからです！
手だけに仕事をさせるべからず！

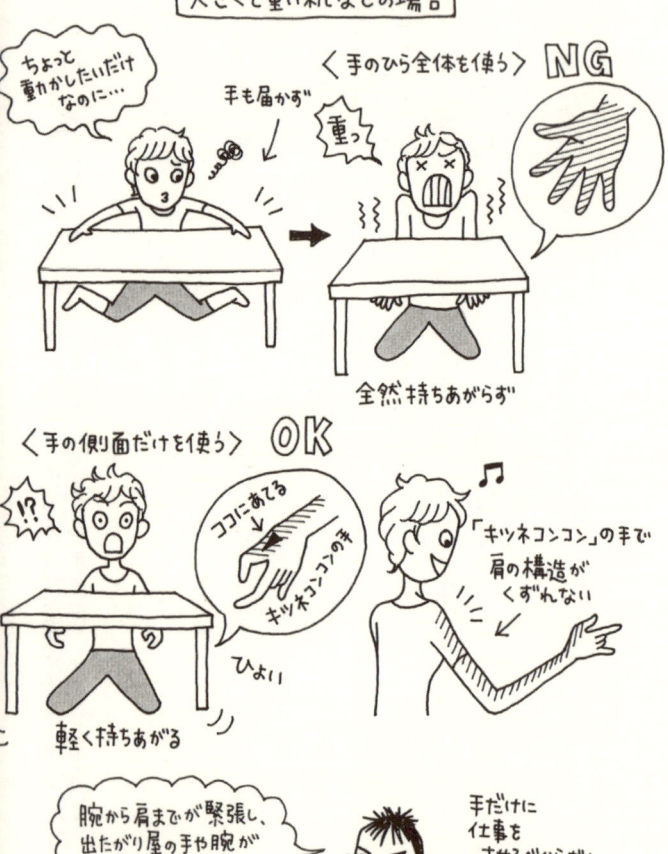

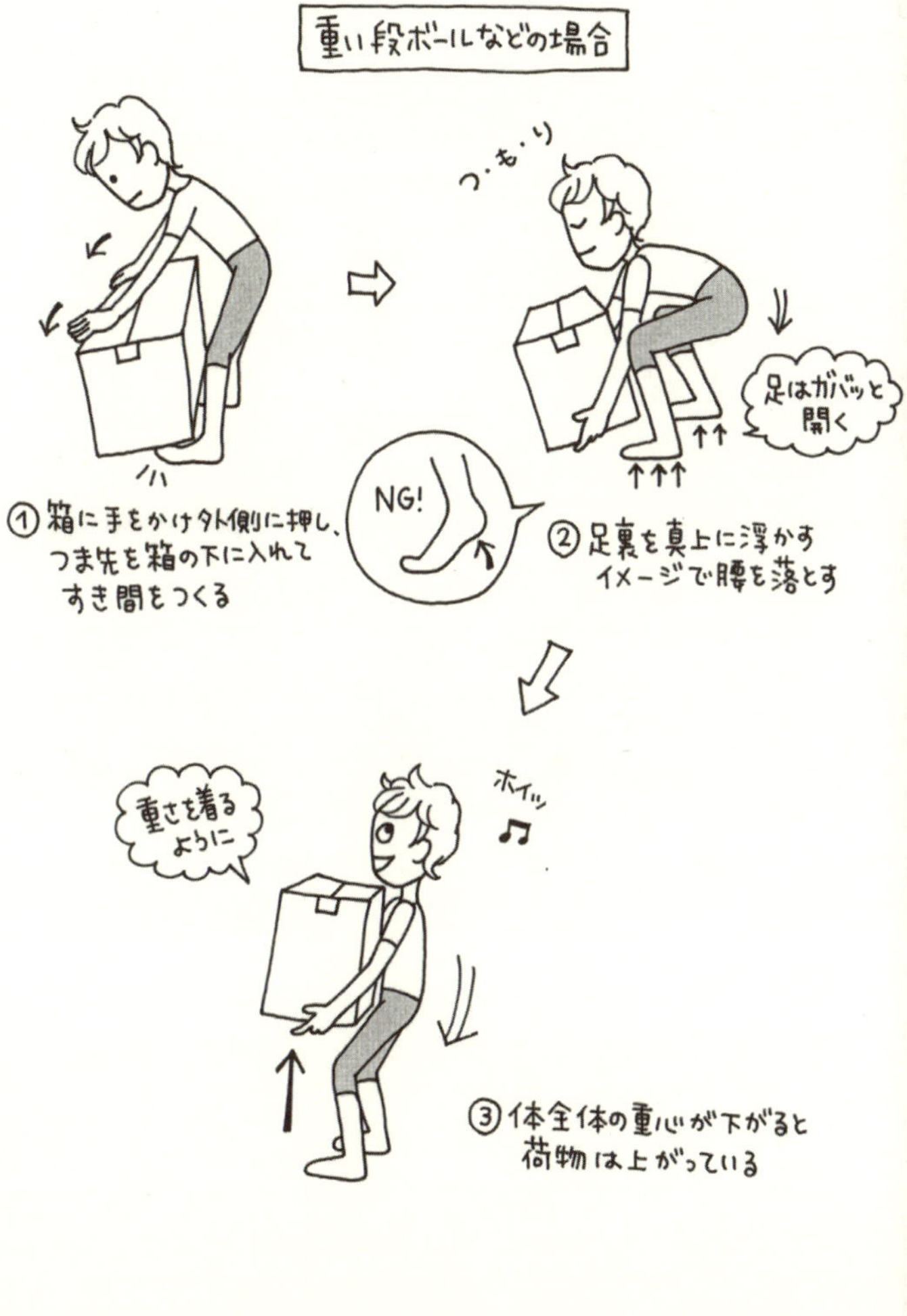
重い段ボールなどの場合
①箱に手をかけ外側に押し、
つま先を箱の下に入れて
すき間をつくる
つ・も・り
NG!
足はガバッと開く
②足裏を真上に浮かす
イメージで腰を落とす
重さを着るように
ホイッ♪
③体全体の重心が下がると
荷物は上がっている

4章

何はなくとも「肩こり」解消!!

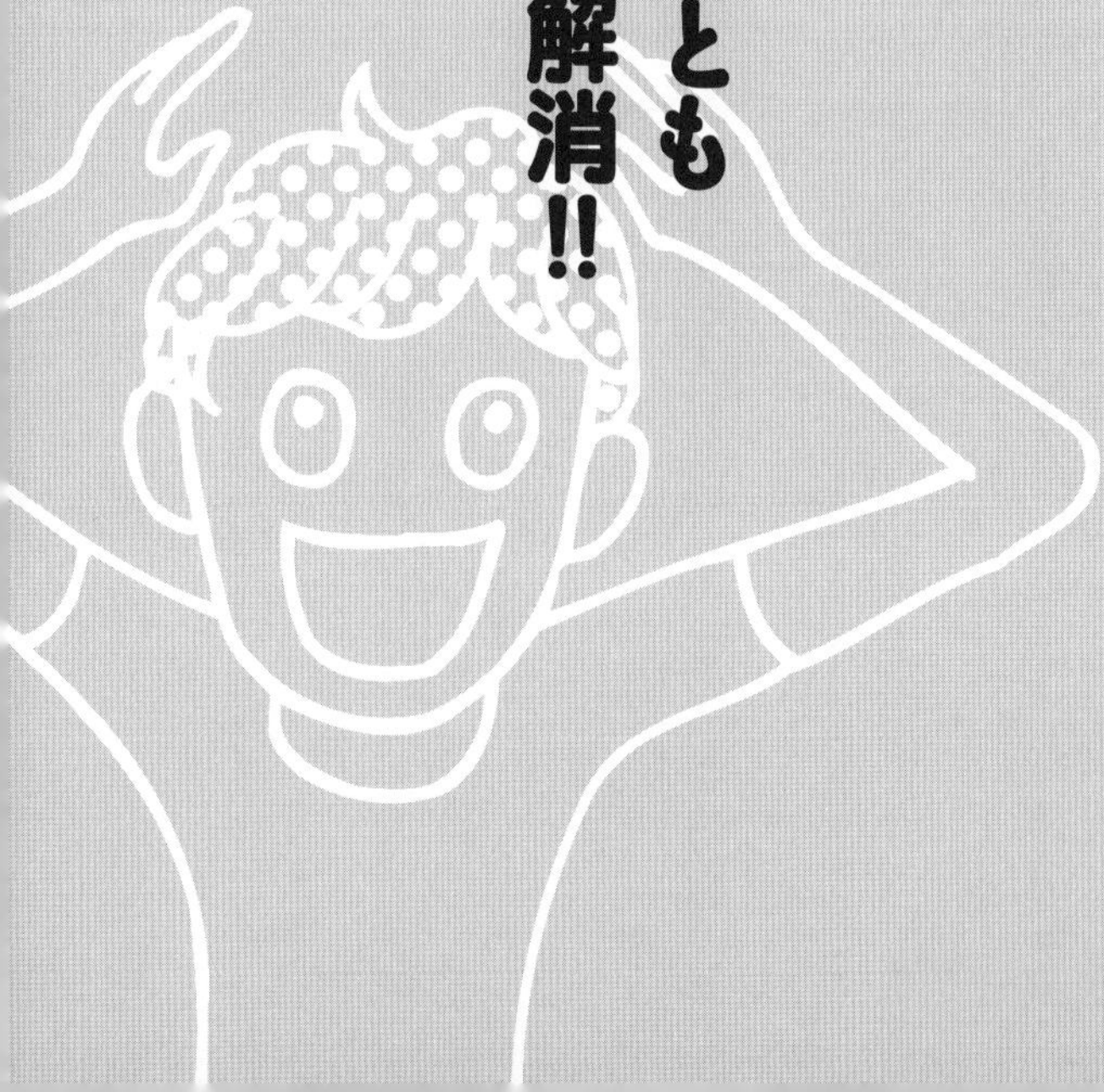

背中がよく動けば、肩こりは軽くなる

古武術のワザを日常の動きに応用、が本書のコンセプト。むろん肩こりは動きじゃない。筋肉が、動くどころか固まってるわけだが、強引に解消法を教えてもらった。だって肩こり、ツラいんだもーん、という個人的な理由による。

さすがに基本は武術とはいかない。ご紹介したワザの多くは、足助次朗《あすけじろう》という人が考案した「足助式体操」だ（足助式体操を詳しく知りたい人には『これで安心　医療体操』足助次朗、足助照子《てるこ》著、太陽出版刊、がオススメ）。

甲野流も足助式も、エッセンスは、背中を動かすことにある。もっと体幹を使おう、が師匠のモットーだが、背中はまさにその要。背中がよく動く人は、使える体をしている。いい例が師匠で、ふつうなら動かない筋肉をクリクリさせて、背中で百面相ができる。

腹踊りには、出っ張ったお腹が似合う。でも健康のためには、背中踊りのできる背中をめざしたいものだ。

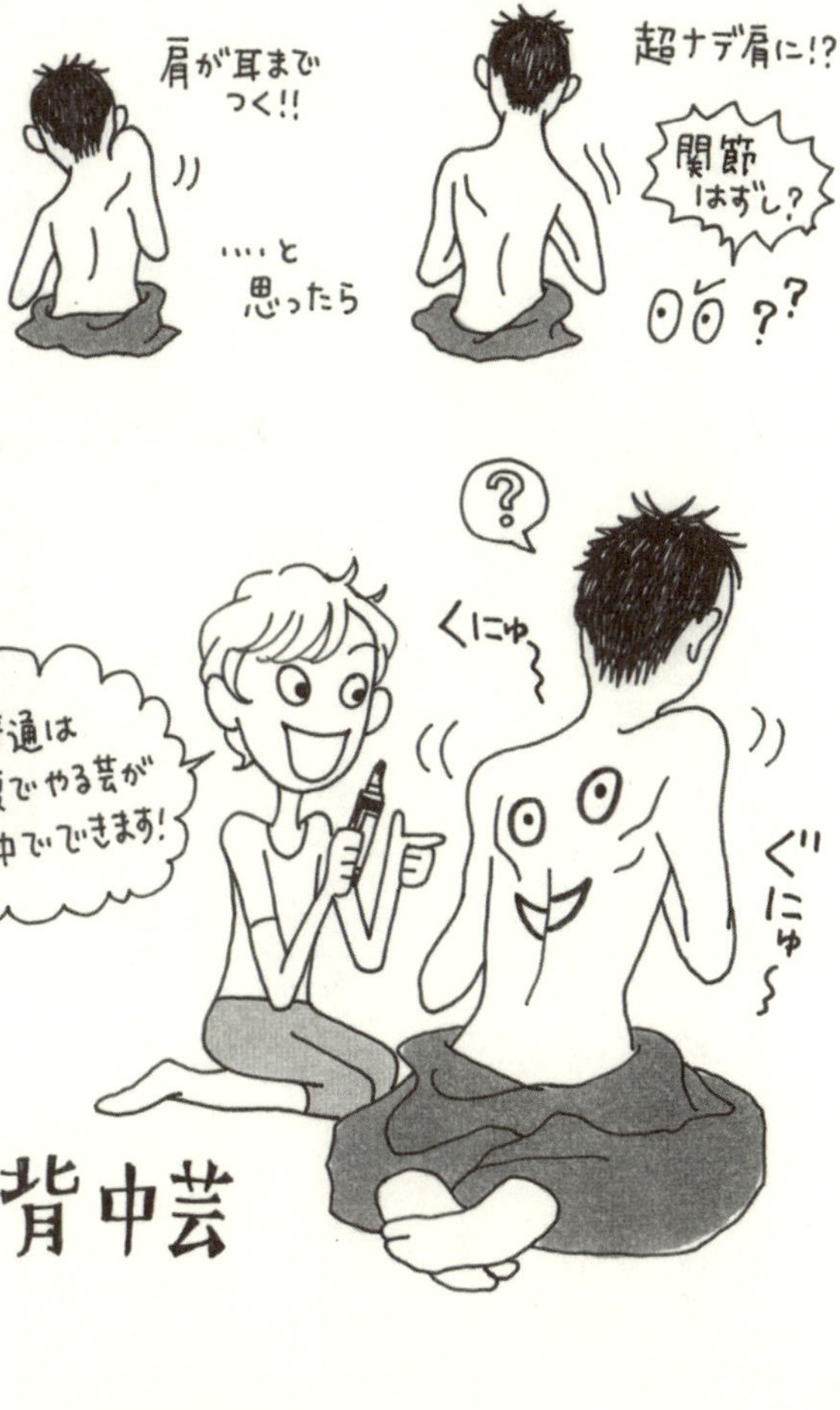
肩が耳までつく!!
……と思ったら
超ナデ肩に!?
関節はずし?
?
くにゅ〜
普通はお腹でやる芸が背中でできます!
ぐにゅ〜

背中芸

タコのお願いの術

肩をゴリゴリほぐす

イカは10本、タコ8本。あんなに手があったら、肩こりも数倍？　ところがこの術では、タコちゃんに変身して肩こりを解消する。腱鞘炎《けんしょうえん》にも効く。

①左手の甲に、右手のひらを重ねる。指もしっかり組む。甲と手のひらを密着させるのがコツだ。

②両手密着のまま、空中に「8」の字を描く。

8の字は、時計回り、反時計回り、両方ともやる。両手は密着させながら、手首をしっかり回して8の字を描くのがポイントだ。次は左手を上にしてやる。

これは足助式の「腕の8字運動」に甲野流の変化を加えたもの（足助式はひじを伸ばす）。傍目にはクネクネ「タコのお願い」に見えるけど、オフィスでも勇気を出して、パソコンの合間にやってみよう。

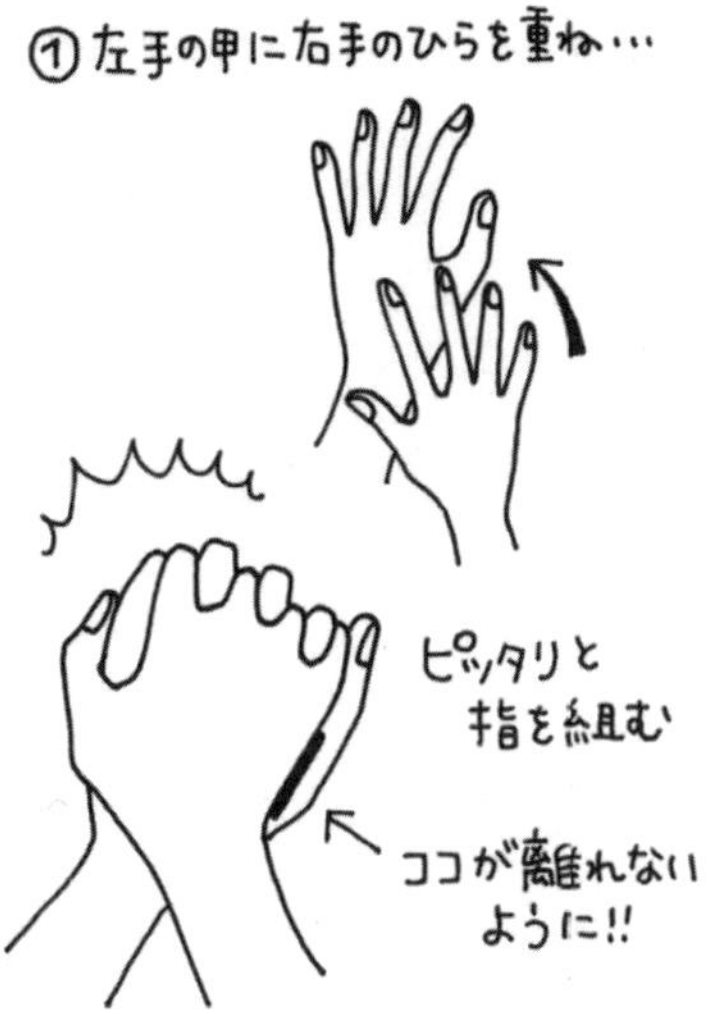
①左手の甲に右手のひらを重ね…
ピッタリと
指を組む
ココが離れない
ように!!

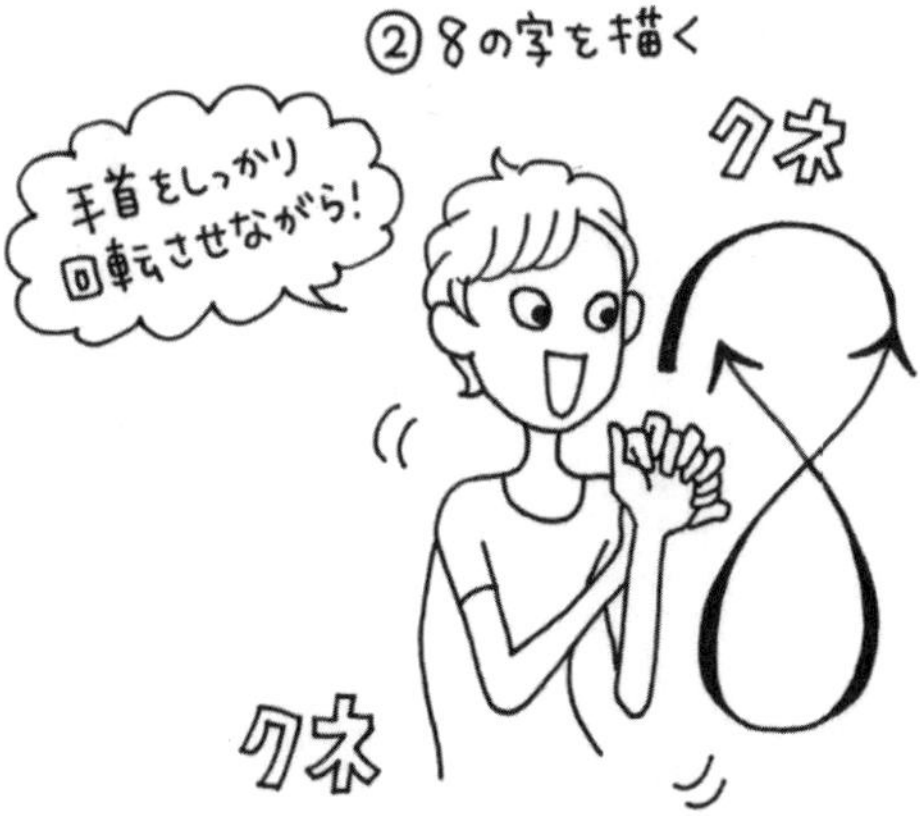
②8の字を描く
手首をしっかり
回転させながら!
クネ
クネ

ひとり首絞め耳つかみの術

脳溢血《のういっけつ》の予防にも

①背中の真ん中を掻《か》くつもりで、左腕を上げる。

②左ひじに右手を添えて、右側へまわす。左腕が首を一周する感じ。自分で自分の首を絞めるつもりで、ってたとえが悪いかな。

③左手の指で左の耳をつかむ（顔を左に向けるとつかみやすい）。

私の場合は、右手右耳より、左手左耳のほうがつかみにくい。「ぐえ」「うえ」と大騒ぎして、気がつくと血行が良くなっている。

足助式の正式名称は「耳をもつ運動」。脳溢血《のういっけつ》の予防になるそうだ。

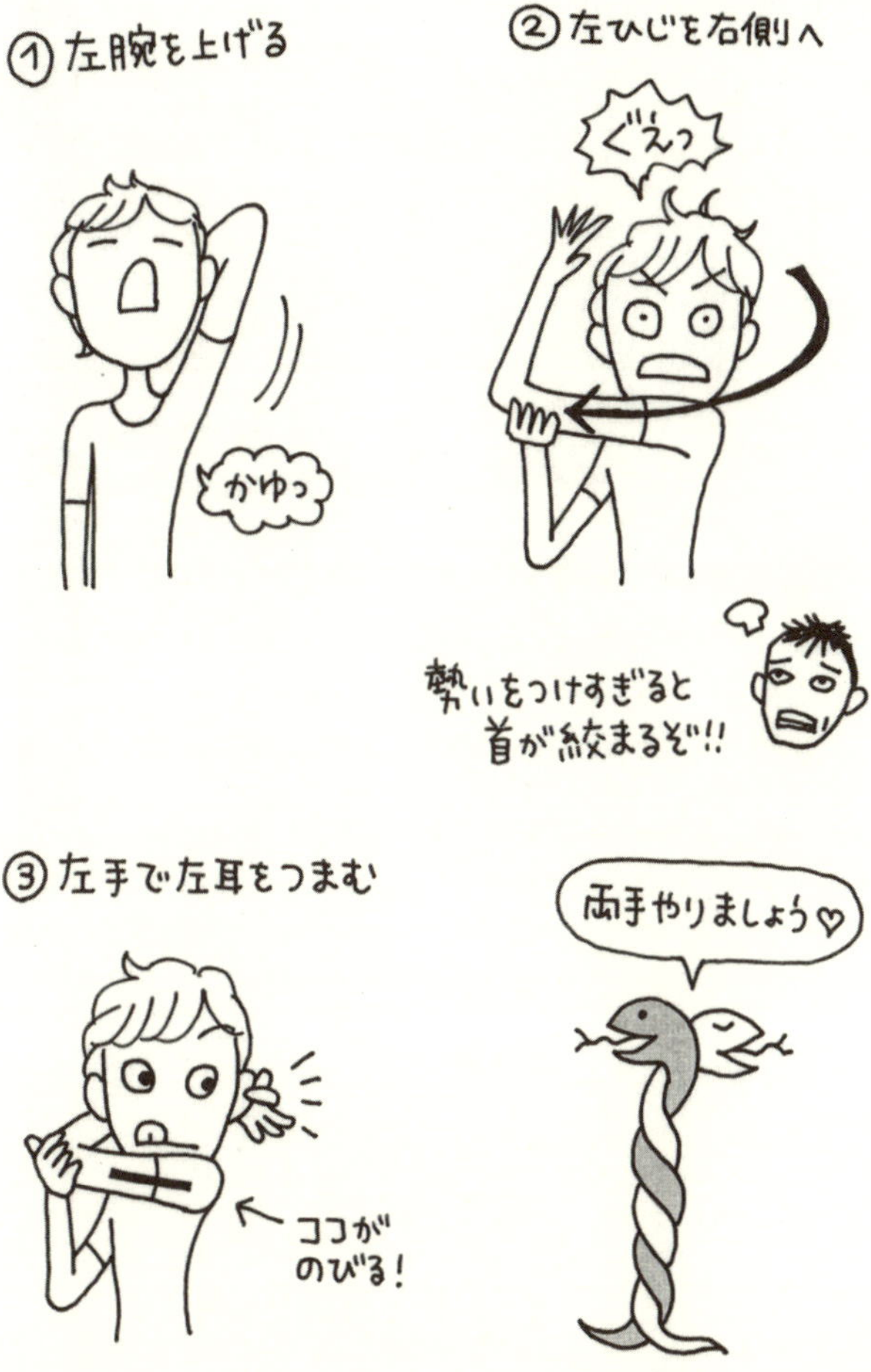
①左腕を上げる
かゆっ
②左ひじを右側へ
ぐえっ
勢いをつけすぎると首が絞まるぞ!!
③左手で左耳をつまむ
ココがのびる!
両手やりましょう♡

背中握手の術

肩と背中をほぐす

足助式の正式名称は「背中で手を合わせる運動」。肩と腰から右と左の手を回して、背中で握手する。フッー、どちらか一方は全然、手が届かないが、私は両方ともバッチリできる。唯一誇れるのがコレ、ってちょっとさみしい。

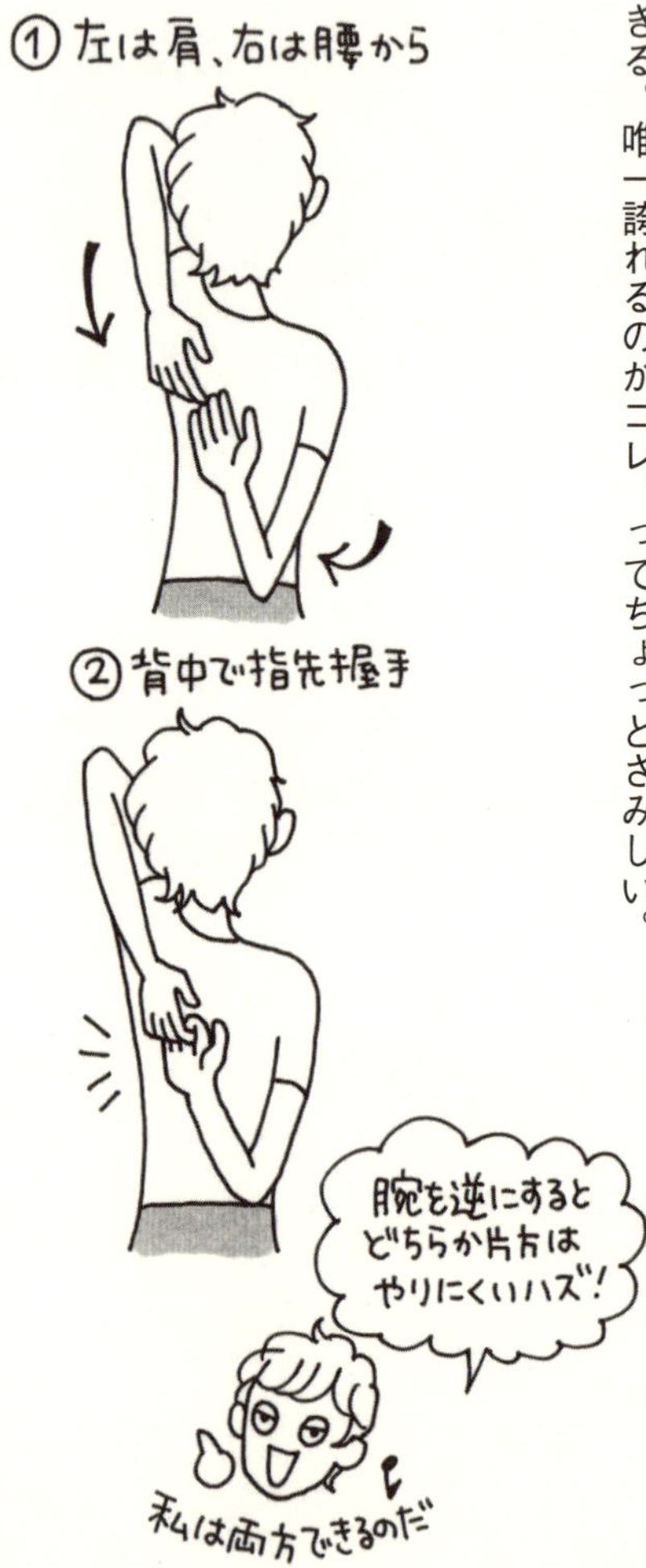
①左は肩、右は腰から
②背中で指先握手
腕を逆にすると
どちらか片方は
やりにくいハズ！
私は両方できるのだ

裏合掌《がっしょう》の術

首筋や胸のこりにも効く

足助式の正式名称は「後手の合掌」。「合掌」のポーズを、胸ではなく背中でやる。背中から腰まで、一瞬でパキンと伸びる。できない人も多いから、無理せずに。散歩の途中でこれをやりながら、五分くらい歩くのもいいらしい。

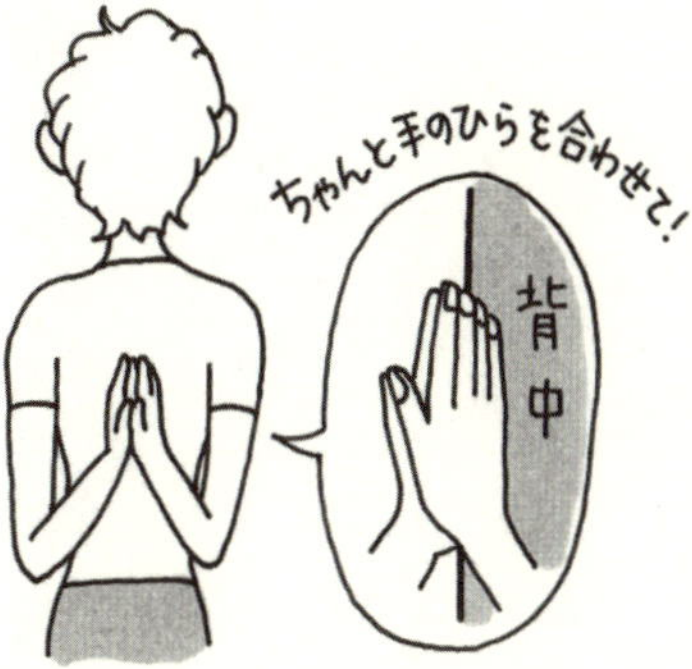

腕カーテンの術

背中と肩のこりをグイッとほぐす

①両手のひらを、水をすくうときのかっこうにする。これを目の前まで持ってきて、両腕を手首からひじまで、ピタッとくっつける。

②くっついた両腕のまま、ひじが目の高さに来るまで上げる（この段階で、最初は「イテッ！」のはず）。

③ひじを開いていく。開ききったら、手のひらも自然と頭の横に来ているように。

④「ハ」の字形に開く動作を繰り返す。

「腕カーテンの術」は師匠が昔鹿島神流《かしましんりゅう》の剣術の稽古をしていたときに教わったということだ。肩甲骨が開いて、しまる感覚を堪能ください。

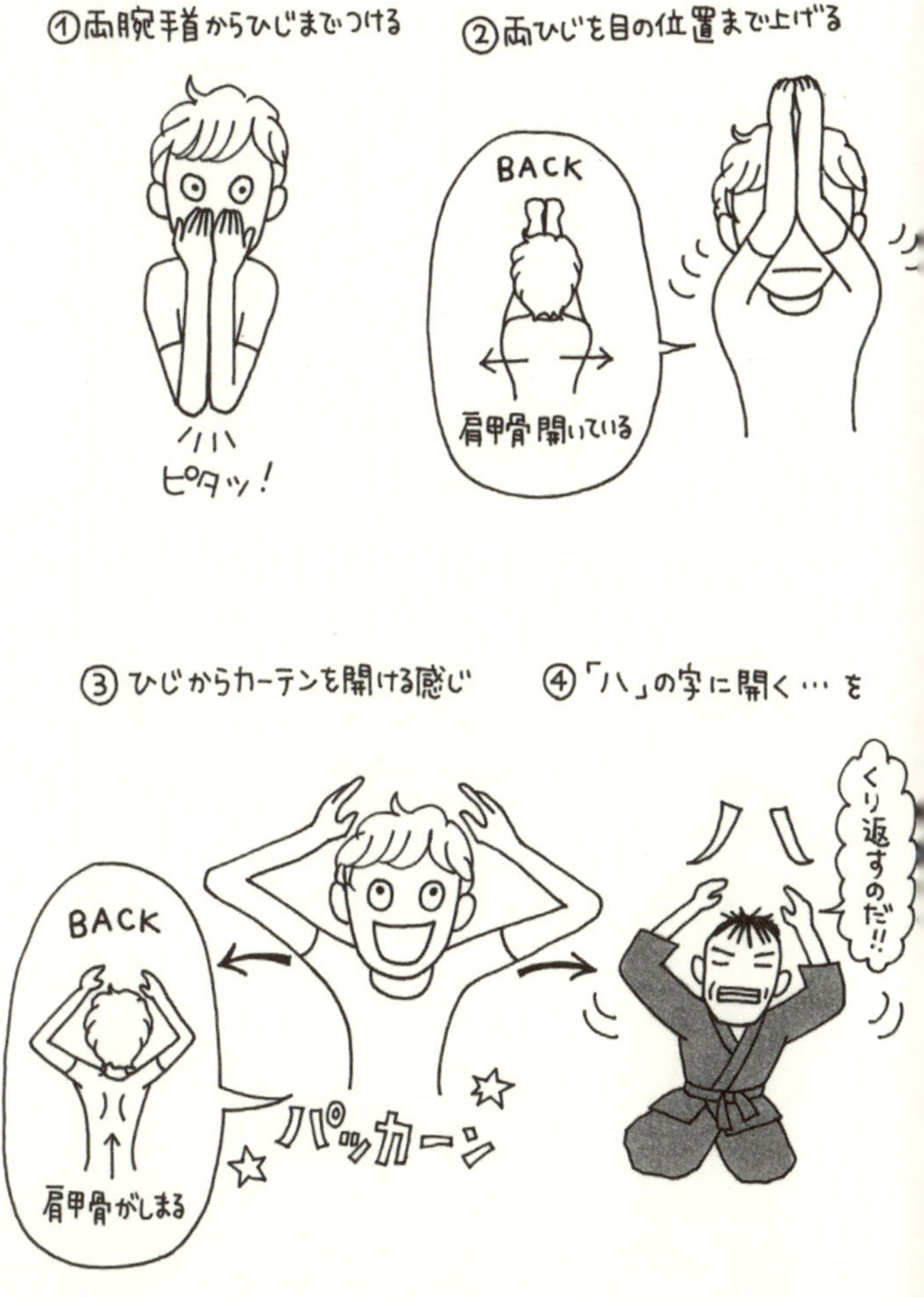
①両腕手首からひじまでつける
ピタッ!
②両ひじを目の位置まで上げる
BACK
肩甲骨開いている
③ひじからカーテンを開ける感じ
BACK
肩甲骨がしまる
パッカーン
④「ハ」の字に開く…を
ハ
くり返すのだ!!

ロダンの雑巾《ぞうきん》絞り

肩を落として、肩甲骨を開く

①「おっと失礼」のかたちに左腕を上げる。左腕のひじに、右手を添えればウルトラマンの「シュワッチ」。これでは肩こりは治らないから、左腕の上腕の下に、右腕の前腕を、ぐいっと差し込むと、左手が少し高い位置にあって、両手の甲と甲が向き合っているはず。
②両手のひらをくるりと返し、今度は手のひら同士を向き合わせる。
③両手を組む（両手は無理に組まずに段違いのままにしておいても良い）。
④交差させた両手をそのままに、腕を絞りながら、ひじを下に下げていく。左右の腕を逆にして、またやる。

④の、腕を絞りながら、ひじを下げていく動作で、肩が落ち、肩甲骨が開く。ポーズが完成すると、ロダンの「考える人」が雑巾を絞っている感じになる。肩こり解消って、アートだなあ。

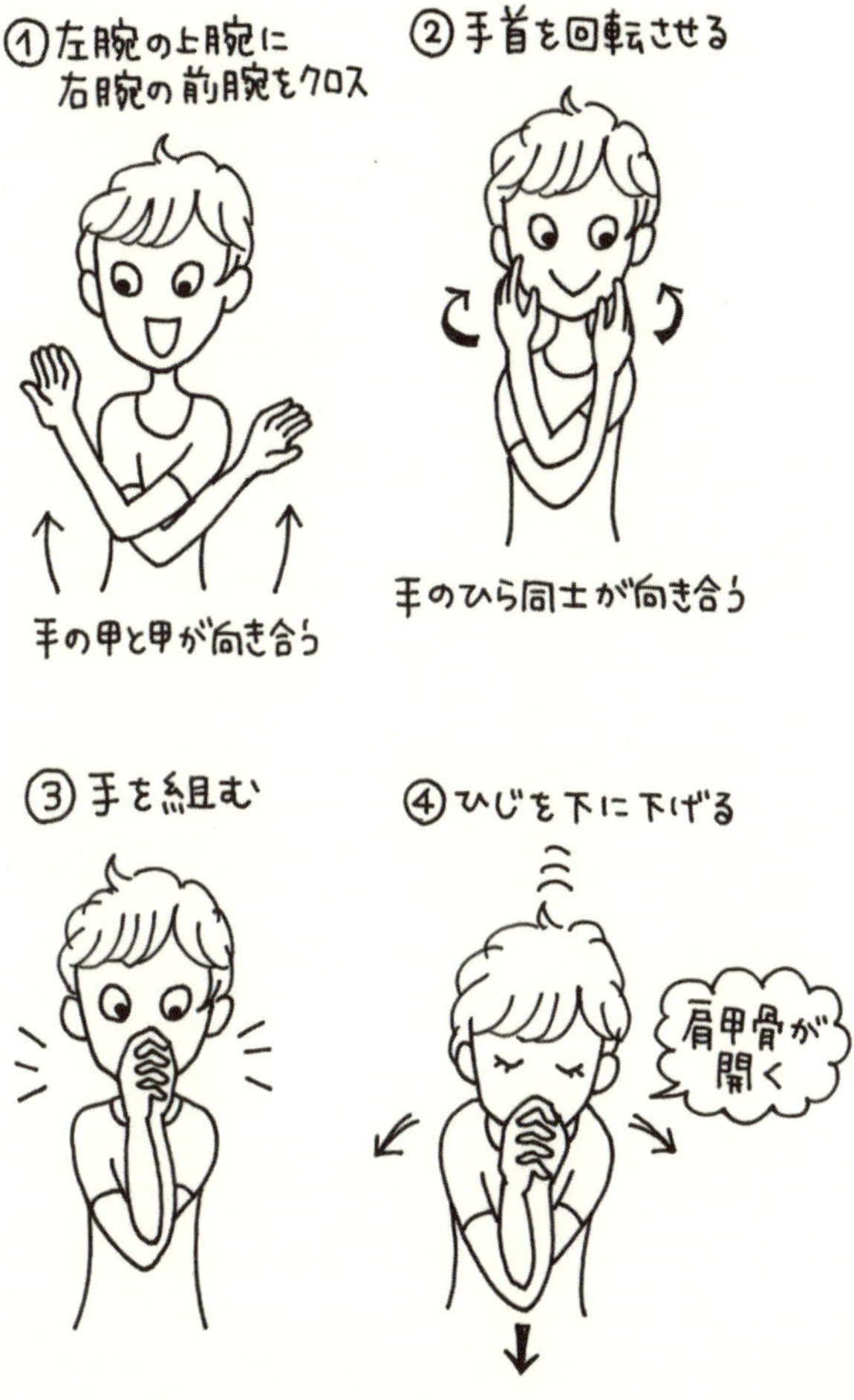
①左腕の上腕に
右腕の前腕をクロス
手の甲と甲が向き合う
②手首を回転させる
手のひら同士が向き合う
③手を組む
④ひじを下に下げる
肩甲骨が
開く

5章

非力な女性のための護身術

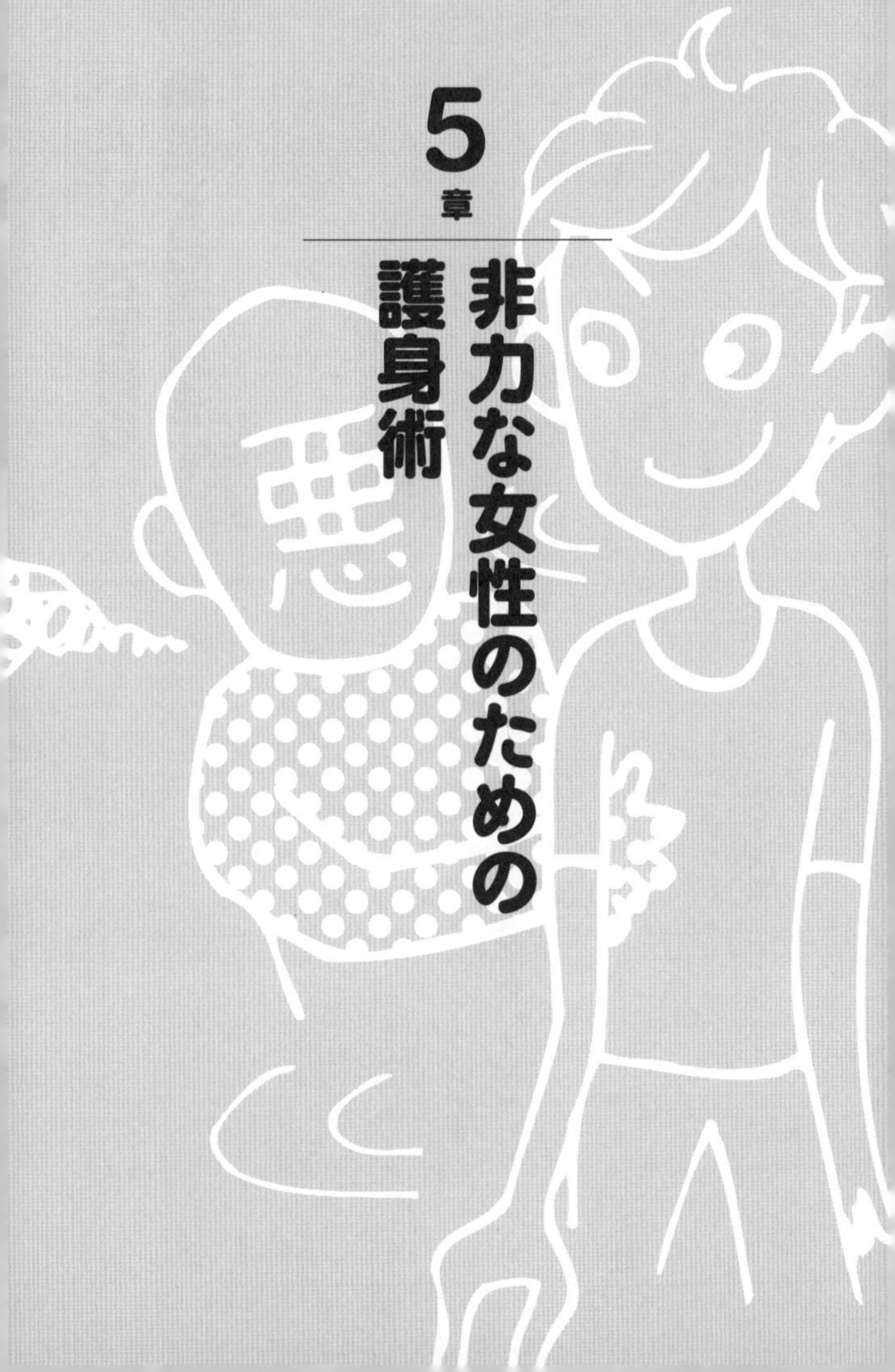

いよいよ古武術の神髄を垣間見ます

荷物の持ち方から肩こりまで、思いっきり日常生活をタンノーした後は、いよいよ非日常のマーシャル・アーツ（武術）編だ。

古武術は、本来武術ですから。

いくら日本が安全でも、きょうびは女性も、護身術なしで夜道はコワいですから。

酔っ払いに殴られた友人と、ストーカーで苦労した私と、実体験のオマケ付き。

今回も即、使えるワザが多い。

痴漢撃退の「アヒルがーがーの術」は、さっそく友人（♂）に試した。無罪なのに投げ倒された友人は、「骨、折れるかと思った」と、憮然としていた。

「せっかく習っても、誰も抱きついてくれなかったらどうしよう」と私。

師匠、ビミョーに目をそらした。ほんとに役立つ技が満載ですよ。

エアーバッグの術

後ろからつかまれたときの対処法

いつ・どこで・誰に・どんな目にあわされても、ぜったい対処できる方法。あるわけない、ですって？　それが、あるんですってば。さっそく、いちばん大事なところから、始めよう。

きっかけは友達のチエだ。仕事で終電間際の地下鉄をよく利用する。ある夜のこと、ドア付近にいた彼女は、イヤな気配を感じていた。真後ろで、酔っ払いが、ブツブツ意味不明なことをつぶやきながら、合間にグビッとやっている。

駅で降りようとしたチエは、後頭部にガン、と食らった。思いっきり水しぶきもかかった。酔っ払いが、手にしたワンカップで、彼女を殴りつけたのだ。

仕事のストレスやら何やらで、限界だったチエは、怖がるより先に、アッタマ来た。「女だからってバカにしやがって、このヤロー」の思いをこめて、振り向きざま、左アッパーを繰り出した。スポーツジムで少しボクササイズを齧《かじ》っていたのを、さっそく実践したのだ。

相手は酔っ払い。それともチエに素質があったのか、見事にパンチが入り、男はよろよろと尻餅をついた。

「かかってこい、オラー」

おっちょこちょいのチエは、調子こいてポーズまで決めちゃった。すっきりしたところで、さすがに怖くなり、エスカレーターを一気に駆け上がり、駅員さんに助けを求めた。

そのころ男のほうも、駅員さんに訴えていた。

「女に、殴られた！」

結局、過剰防衛の疑いアリ、と見なされ、チエは警察署で調書を取られ、拇印《ぼいん》まで押すハメになった。

「私が被害者なのに」

彼女はその後しばらく落ち込んでいた。

「こんなとき、どうすればいいんでしょうかね」

甲野師匠に、お伺いを立ててみた。意外な答えが返ってきた。後ろから殴られて、振り向く、自体がＮＧだった。殴る側にとって、相手が振り向く、はいちばん予測のつく動きらしい。

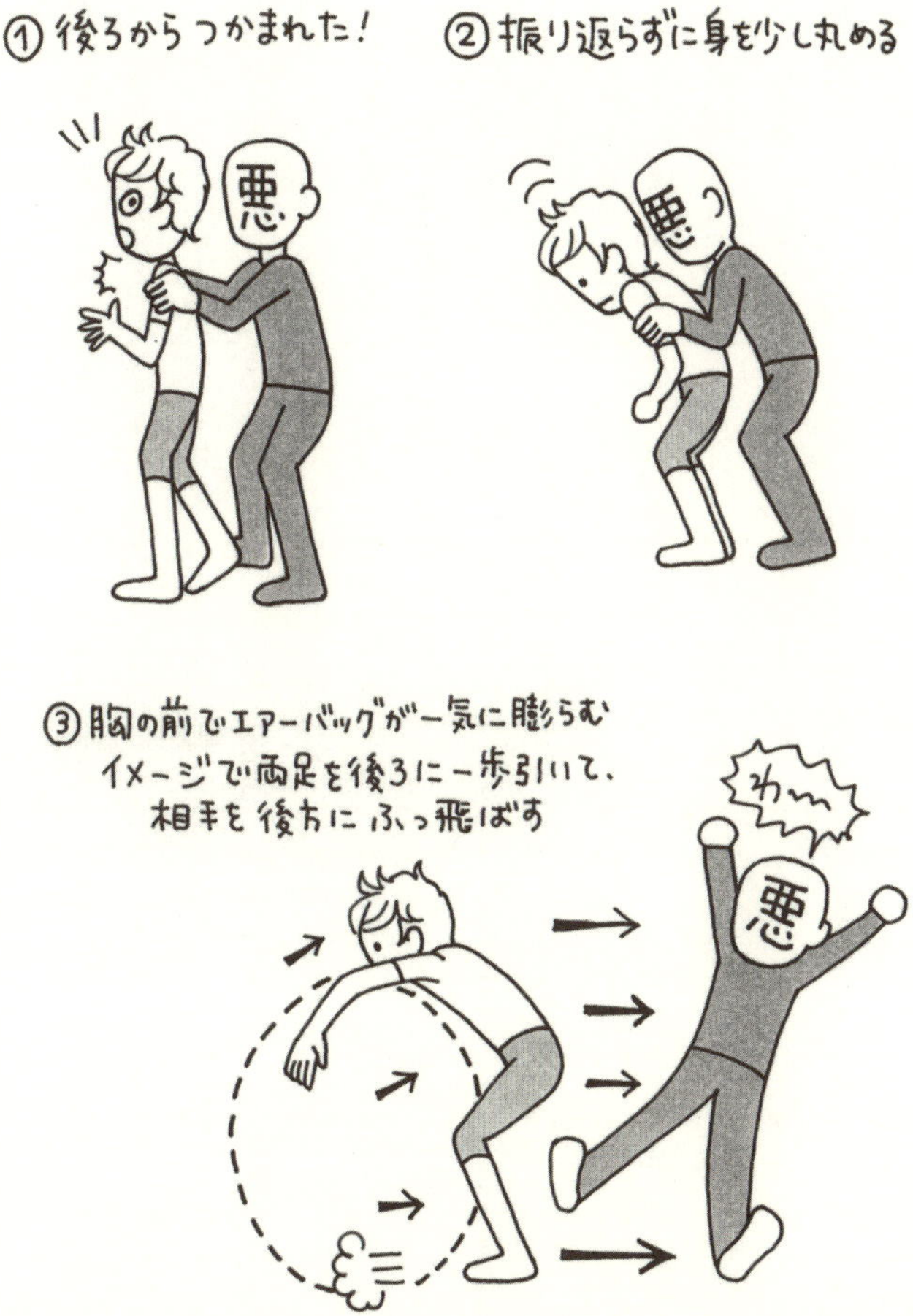
①後ろからつかまれた！
②振り返らずに身を少し丸める
悪
悪
③胸の前でエアーバッグが一気に膨らむ
イメージで両足を後ろに一歩引いて、
相手を後方にふっ飛ばす
わ〜
悪

襲われたら、テキが予想もつかないようなリアクションをする、が正解だった。

では後ろからの場合、予測不可能な動きとは？　振り向かずに、どうやって反撃する？

自分が、エアーバッグになればいい。エアーバッグが膨らむのをイメージし、体を丸め、腰からお尻をドン、と突き出す。このとき両足を後ろに一歩引きながら、風船がブワーッと前後左右に広がる感じにする。力の方向性が消えて、相手はビビる。

師匠がその場で実演すると、相手は見事、吹っ飛んだ。心得のない私がマネると、「いやーん」と身をくねらせるオカマのポーズになった。「いやーん」では子どもだって倒せないが、テキがびっくりすることだけは確実。生じた一瞬のスキは、こちらにとっては1時間の重みがある。逃げるなり何なり、有効に利用しよう。

具体的な護身術の続きは、また後で。

その後の私は、「エアーバッグの術」に日々磨きをかけ、「いやーん」の達人になった、と言いたいところだが、実は怠《なま》けている。にもかかわらず、最近、この術を使って、危険人物との勝負に勝つことができた。

勝負といっても、武器は言葉。言葉だって鋭利な刃物以上のダメージを与えることができる。だから世の中には恐喝《きょうかつ》のたぐいが後を絶たない。

まさか自分が、恐喝の対象になるとは思ってもいなかった。犯人のKは、自称ライター兼俳優。27歳の若さで、ストーカー暦10年を超えるベテラン。小演劇の関係者が軒並み被害にあい、ネットに膨大な被害者の書き込みページがある、と後で知った。同時進行で、いくつかの出版社を出入り禁止になり、数多くの作家とその家族に迷惑をかけてきた。

2年前、一度だけ原稿を見て、感想を述べたことがある。以後、電話の嵐。それがだんだんと脅迫めいてきた。ついに怒鳴り合いとなり、以後、沈静化していた。

昨年末に、Kの再度の電話攻撃が始まった。相手にしないと、「無礼だ」と逆ギレし、言葉の暴力が始まる。91歳の父は入院中で、私は仕事。82歳の母が一人きりの家に、Kは電話して、恐ろしい声を出した。私の携帯番号を教えろ、さもなくば命にかかわるぞ。おびえた母から入手した番号に、さっそくかかってきたのは翌日の午後のこと。場所は私の勤務する大学の研究室。Kは「暴力に訴えるぞ」とスゴんだ。私の真っ白になった頭に、師匠のアドバイスがひらめいた。相手の予想外の動きをすればいいんだ。次の瞬間、私はケータイに向かって叫んでいた。

「私こそ、おまえをボコボコにしてやる」

今からそちらに行く、と言われれば「ウェルカムだ。歓迎してやる。さあ来い」。

とたんにKがトーンダウンする気配が伝わってきた。15分ほどの息詰まるようなやり取りの末、トドメのひとことを放った。

「おまえに一生つきまとってやる！」

ストーカーに向かって「つきまとってやる」って……われながらアホですがな。後で大笑いしましたよ。

Kは、言葉は恐ろしくても、実際には手を出さないタイプ。録音した声を聞くなり、刑事さんは断言した。この手の男は、強く出る相手には引き、弱い相手にはどんどん攻め込む。私の「ボコボコ」発言は、Kに関しては、正しい対処だったようだ。その後Kは逮捕・起訴された。

私の電話は、Kの逮捕に直接役立ったわけではない。しかしKに攻め込まれるのを食い止め、一瞬の目くらましをカマすことができた。これで少し、自信がついた。

とはいえ、犯人によっては、強い発言に逆上して本気で手を出してくるヤツもいるはずだ。こればっかりはケース・バイ・ケース。相手の声や気配を頼りに、とっさに判断するしかないのだろう。

具体例は個別に対処。その上で、甲野流の大原則は不変だ。

攻撃されたら、人の読めない動きをする。

痴漢・暴漢はもちろんのこと、会社で、恋愛で、大いに応用が利《き》くはず。そのためには、体と心をいつでも三六〇度、自由に動かせるように、心がけたいものだ。

キツネコンコン落とし

つかまれた腕をふりほどく

片腕を、相手に両手でガシッとつかまれた、とする。振り払おうとするのだが、相手も全力できている。腕と腕が人の字になって、崩れない。

この状態を、師匠は例の虫にたとえた。網戸の隙間から迷い込んだ虫が、元の隙間から逃げればいいものを、焦って網戸にぶつかり続けるのと似ている。力に力で対抗しても、得るものは少ない。

力を入れるのではなく、つかまれた腕の力を抜き、キツネコンコンの手にして肩を下げる。相手がとまどった瞬間にふっと腕と腰を沈めると、あら不思議、相手の腕を振り払える。

キツネコンコンの手にすることで腕の無駄な動きを封じ、相手に次の動きを読まれないようにするのがポイントだ。

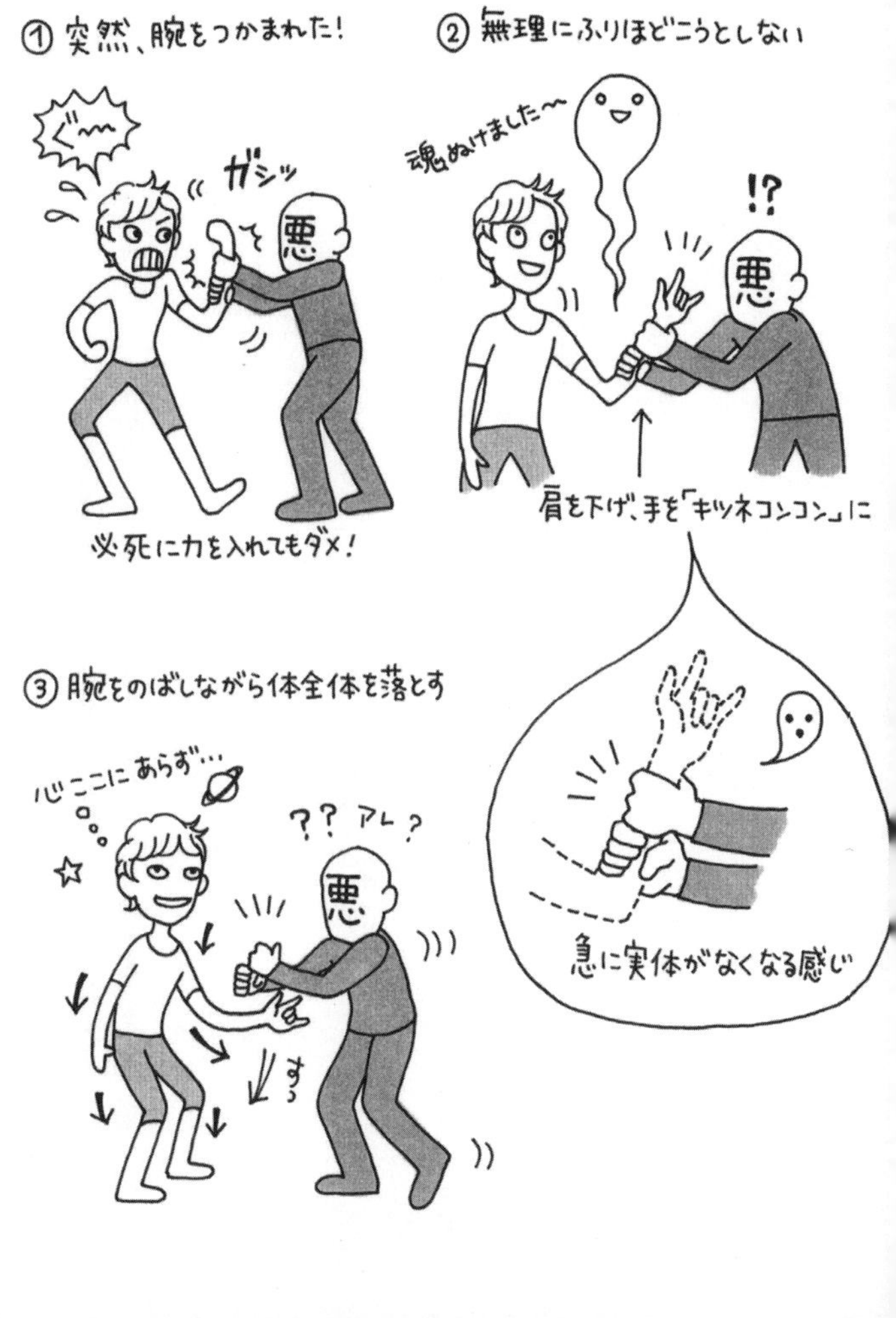
① 突然、腕をつかまれた!
ぐ〜〜
ガシッ
悪
必死に力を入れてもダメ!
② 無理にふりほどこうとしない
魂ぬけました〜
!?
悪
肩を下げ、手を「キツネコンコン」に
急に実体がなくなる感じ
③ 腕をのばしながら体全体を落とす
心ここにあらず…
??アレ?
悪
すっ

サインはU!

腕をつかんできた相手をそのまま吹っ飛ばす

片腕をつかまれたときの対処法をもうひとつ。

今回は腕を振り払うのではなく、イッキに相手を吹っ飛ばす方法。

腕をつかまれたら、両手を「キツネコンコンの手」にする。指から発した緊張感が、腕から肩、もう一方の腕へと伝わっていく。肩は落ち、胸が入る。

キツネコンコンの手にすることで、上腕のゆるみ・あそびがなくなり、左手から右手の先までが、一本の鋼《はがね》のようになる。上から見たら、上半身はUの字になっている。

「一枚の金属より、パイプのほうが強いでしょ」

というわけで、体でU字パイプ(アーチ型というか、半円)を作る。これで押すと、相手は吹っ飛ぶ。ただし、これはなかなか、高度な技。師匠は難なくできるが、私はいまだに、できているとは言い難い。体の使い方を覚える練習として、ダンナさんや友達とやるにとどめておくのが無難だろう。実際には「キツネコンコン落とし」(92ページ)で腕を振り払って、とっとと逃げよう。

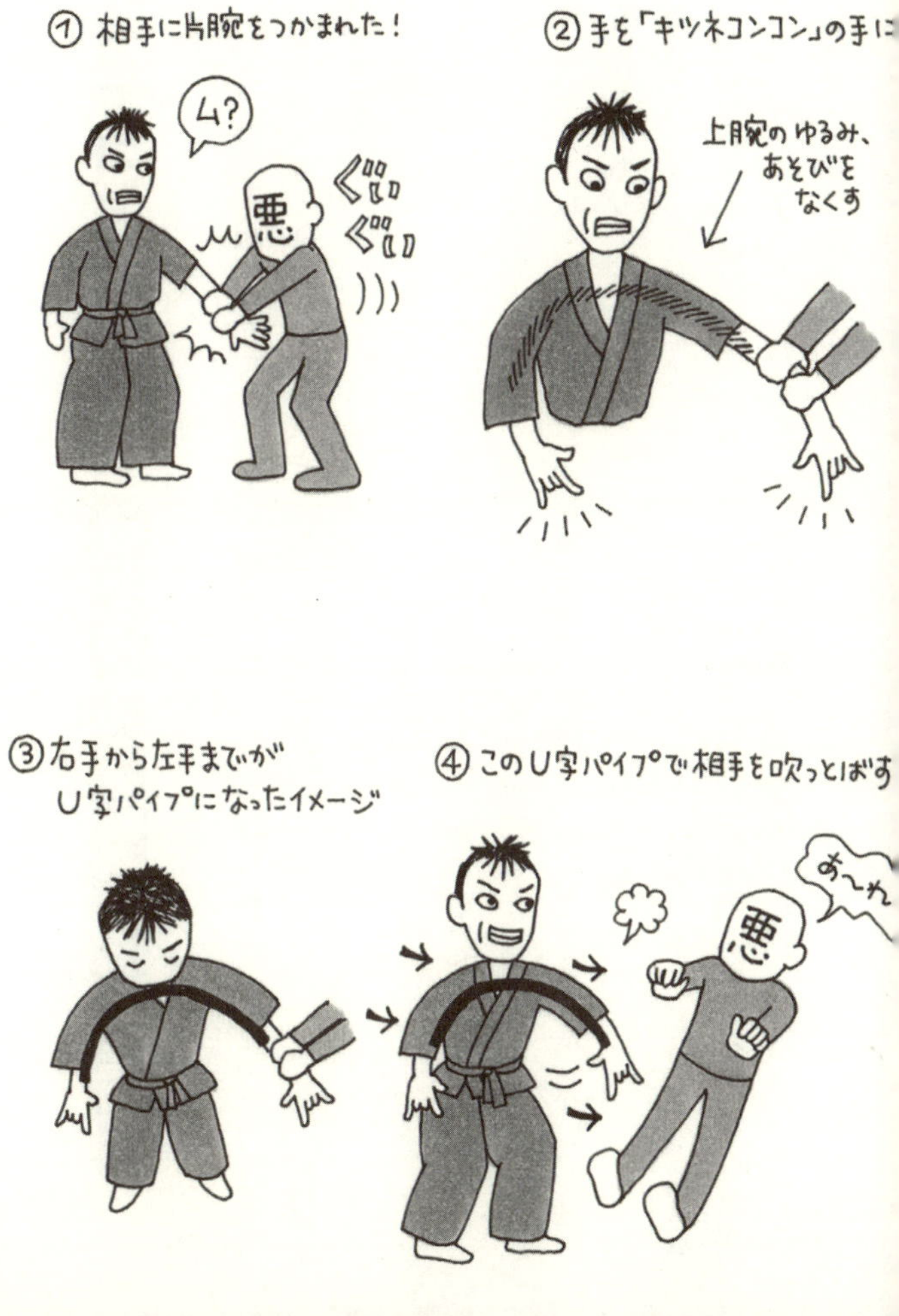
① 相手に片腕をつかまれた!
ム?
悪
② 手を「キツネコンコン」の手に
上腕のゆるみ、あそびをなくす
③右手から左手までが
U字パイプになったイメージ
④このU字パイプで相手を吹っとばす
あ〜れ
悪

オカマコンコン崩し

両腕をつかんできた相手の体勢を崩す

こんどは敵に両腕をつかまれた。押し返したい。コブシを作り腕に力をこめるのはダメ、と既におわかりのはず。両手を「キツネコンコンの手」にする、と思うでしょ？　実はそこまでやらずともよい。

キツネコンコンの手を作りかけで止める。オカマさんが人さし指と小指を「うふん」と立てた感じ。肩を落とした状態で腰を沈め、「いやーん」と押し返す。

相手に腕をつかまれた、と思うのではなく、逆に自分が相手を持っていると思うことが大事。両手で、水をたたえた平たい容器（相手）を捧げ持ち、それをこぼさないように、大切に扱うつもりで押し返すと、なぜか相手を崩すことができる。

師匠が敬愛する江戸前期の剣豪、松林《まつばやし》左馬助《さまのすけ》の剣術を、孫弟子の服部《はっとり》孫四郎《まごしろう》が書き残した『願立《がんりゅう》剣術物語』にも、「身の備《そな》え太刀《たち》構《がま》えは器物《きぶつ》に水を入れ敬《うやま》って持つ心持也《こころもちなり》」とある。腕をつかんできた相手を、大事な水（あるいは高級ワイン）が入った容器だと思うことで、全身の力を使えるようになるのだ。

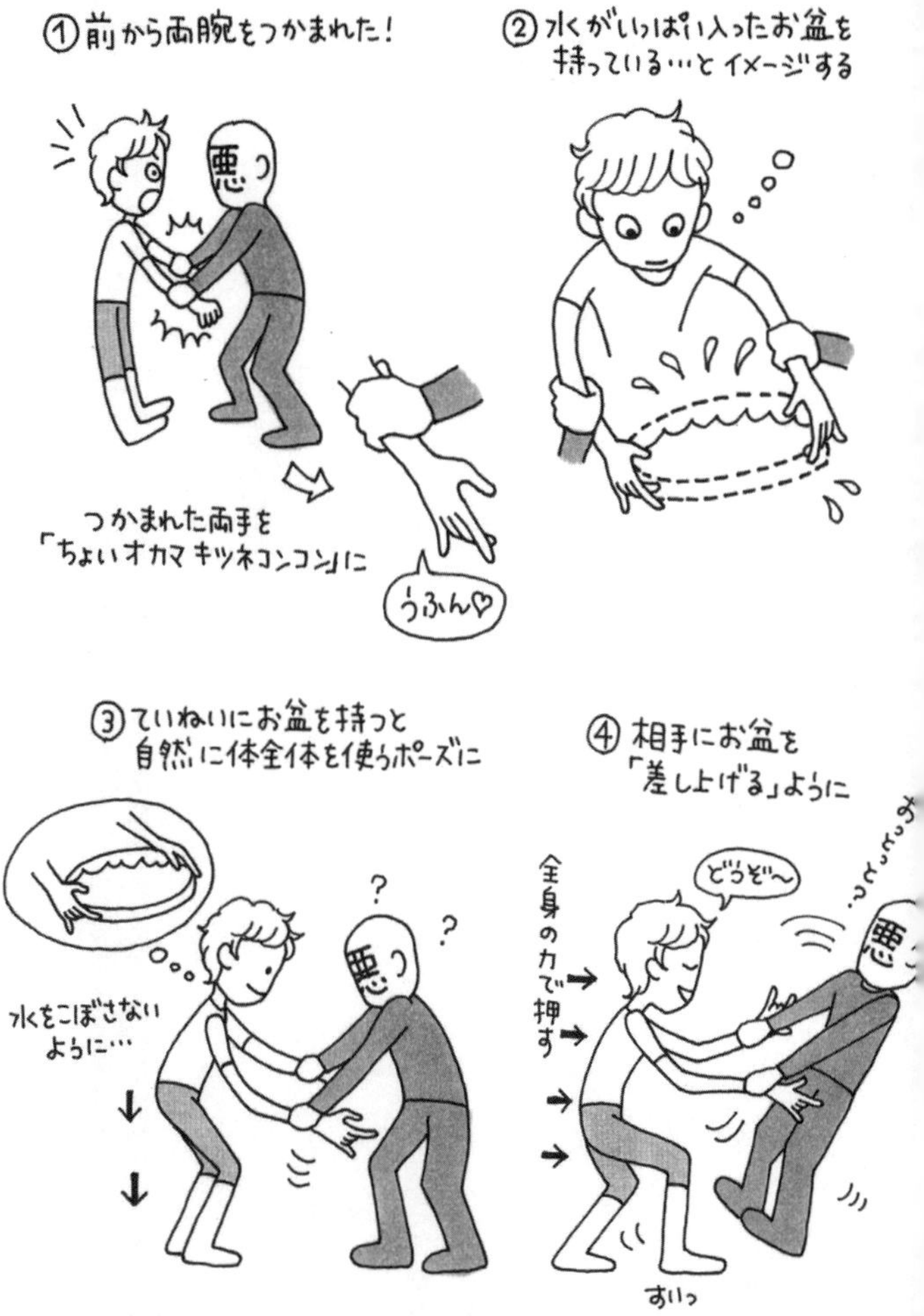
①前から両腕をつかまれた！
悪
つかまれた両手を
「ちょいオカマキツネコンコン」に
うふん♡
②水がいっぱい入ったお盆を
持っている…とイメージする
③ていねいにお盆を持つと
自然に体全体を使うポーズに
？
？
悪
水をこぼさないように…
④相手にお盆を
「差し上げる」ように
全身の力で押す
どうぞ～
すっとっとっ…
悪
すいっ

抱きつかれすり抜け術

後ろから抱きつかれたとき、するりと逃げ出す

①シラフの痴漢に後ろからマジで抱きつかれた。
②自分の体を一枚の紙、とイメージする。この紙をタテに折る。具体的には少しお辞儀をしながら、相手の両腕をつかむ。
③相手の両腕を鉄棒と思って、鉄棒の逆上がりをするつもりになる。被害者に抱きつかれた痴漢くんは「あれ？」。
④「私の体を支えててね」あるいは「私を支えられるものなら、支えてみろ」ぐらいの気持ちになり、イッキに腰を落とし、相手の腕にぶら下がる。あーら不思議、ストンと体が抜けちゃった。

相手が突然消えた痴漢くんは、抱きしめポーズのまま、ひとり取り残され、凍《こお》るのであった。めでたし。

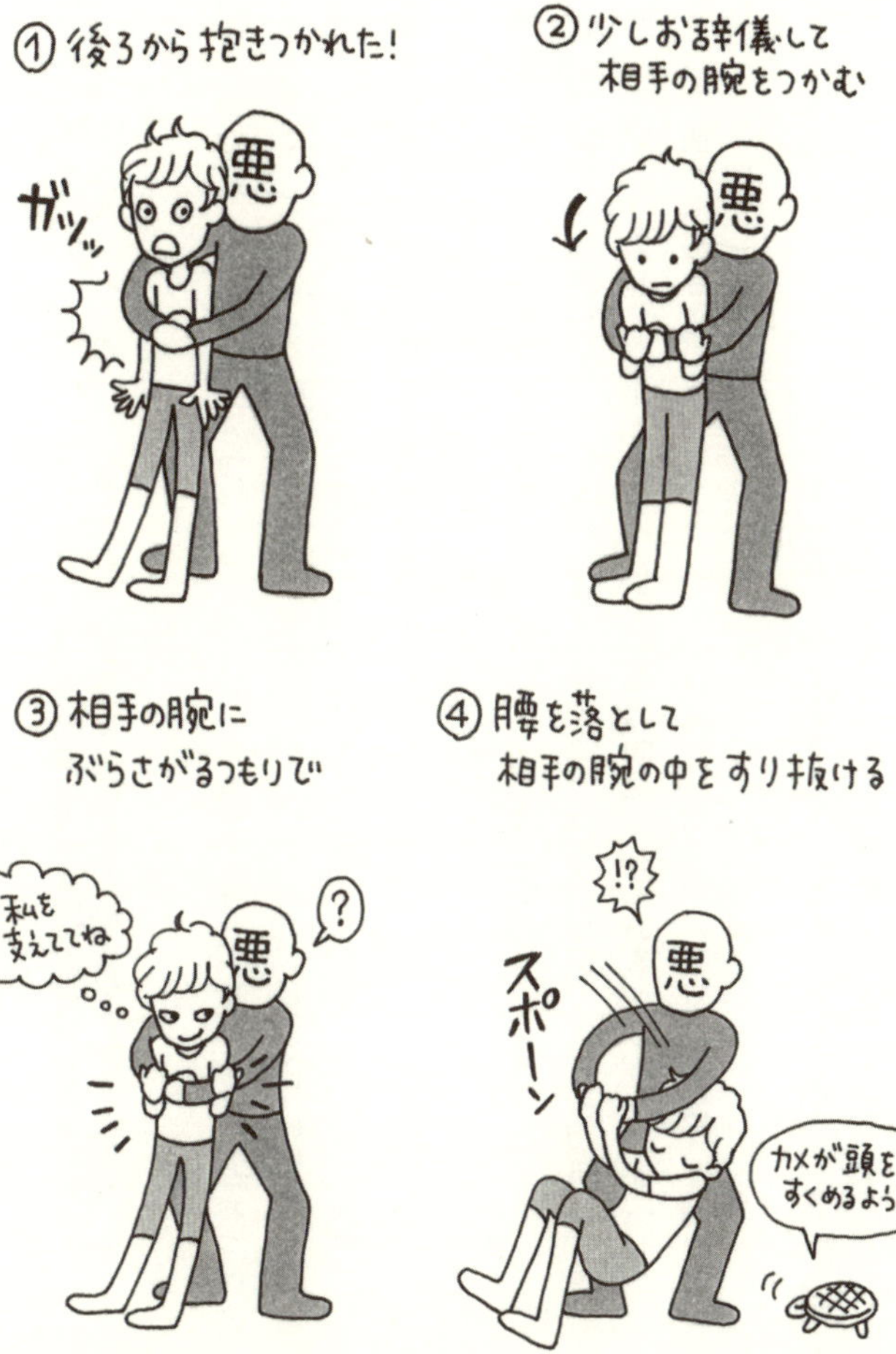
①後ろから抱きつかれた!
ガッッ
悪
②少しお辞儀して
相手の腕をつかむ
悪
③相手の腕に
ぶらさがるつもりで
私を
支えててね
?
悪
④腰を落として
相手の腕の中をすり抜ける
!?
スポーン
悪
カメが頭を
すくめるように

アヒルがーがーの術

痴漢をその場で取り押さえ！

酔っ払いが、後ろから抱きついてきた。脇から手を入れ、「うりうり」とおっぱいを触ろうとする。「このヤロー」と罵倒《ばとう》するまでもなく、ニッコリ5秒で片付けられる。

ポイントは「アヒルの手」。親指を下のくちばし、残りを上のくちばしに見立てる。脇に相手の手を挟んだ状態で、手をコレにすればよい。

①肩を下げ（甲野流のキホンですね）、アヒルの手をスタンバイする。

②親指を体の下方向へ、残りの４本の指を体の上方向へ、思いっきり引っ張る。アヒルの手、完成！　自然と脇がしまり、相手の腕は固定されている。

③ひじを後ろに引きながら、「エイッ」と振り向けば、「いててて」と相手は倒れる。

ただし相手がイケメンなら、アヒルの手で固定して、そのまま拉致監禁《らちかんきん》、という手もある。アヒルの手は、暴漢以外にも、二の腕のぷるぷる対策になるそうな。

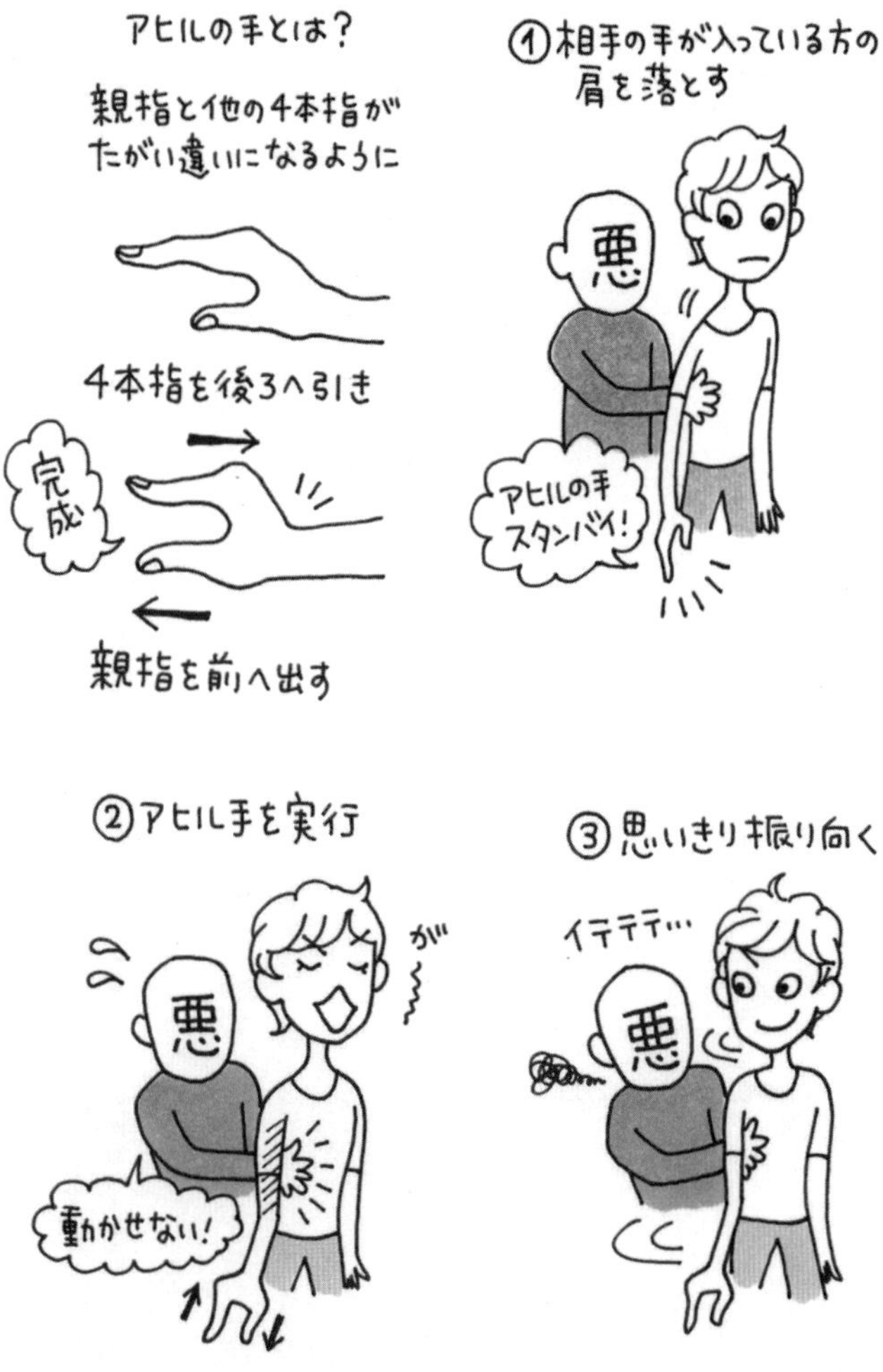
アヒルの手とは？
親指と他の4本指が
たがい違いになるように
4本指を後ろへ引き
完成
親指を前へ出す
①相手の手が入っている方の
肩を落とす
悪
アヒルの手
スタンバイ！
②アヒル手を実行
悪
ガ
動かせない！
③思いきり振り向く
イテテテ…
悪

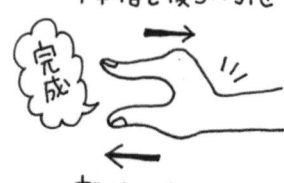

パニックのときは「鎮心《ちんしん》の急所」

心がすっと落ち着きます

血の凍るホラーを観ても、ヤーさんに絡まれても、笑顔を崩さない人がいたとする。「すげえ」と感心する前に、その人のミゾオチのあたりを触ってみよう。ギューッと硬くなっていたら、ホントは怖がっているしるしだ。

恐怖で人間の横隔膜《おうかくまく》は縮み上がる。それを自分で押し下げることのできる人は、「ハラができて」いる。横隔膜が下がると心臓が圧迫されず、重心が下がり、「怖くなれない」のだそう。

達人の境地はわれわれには無理なので、パニックのとき、とりあえず落ち着くためのツボを教えてもらった。

心を鎮める「鎮心」のツボ。手のひらの真ん中あたり、くぼんだ部分を自分で探って見つける。探る指先が、おのずと引き込まれていく感じがあり、力をこめると「ズボーッ」と沈む。そこでホエー、と一息ついて出直そう。

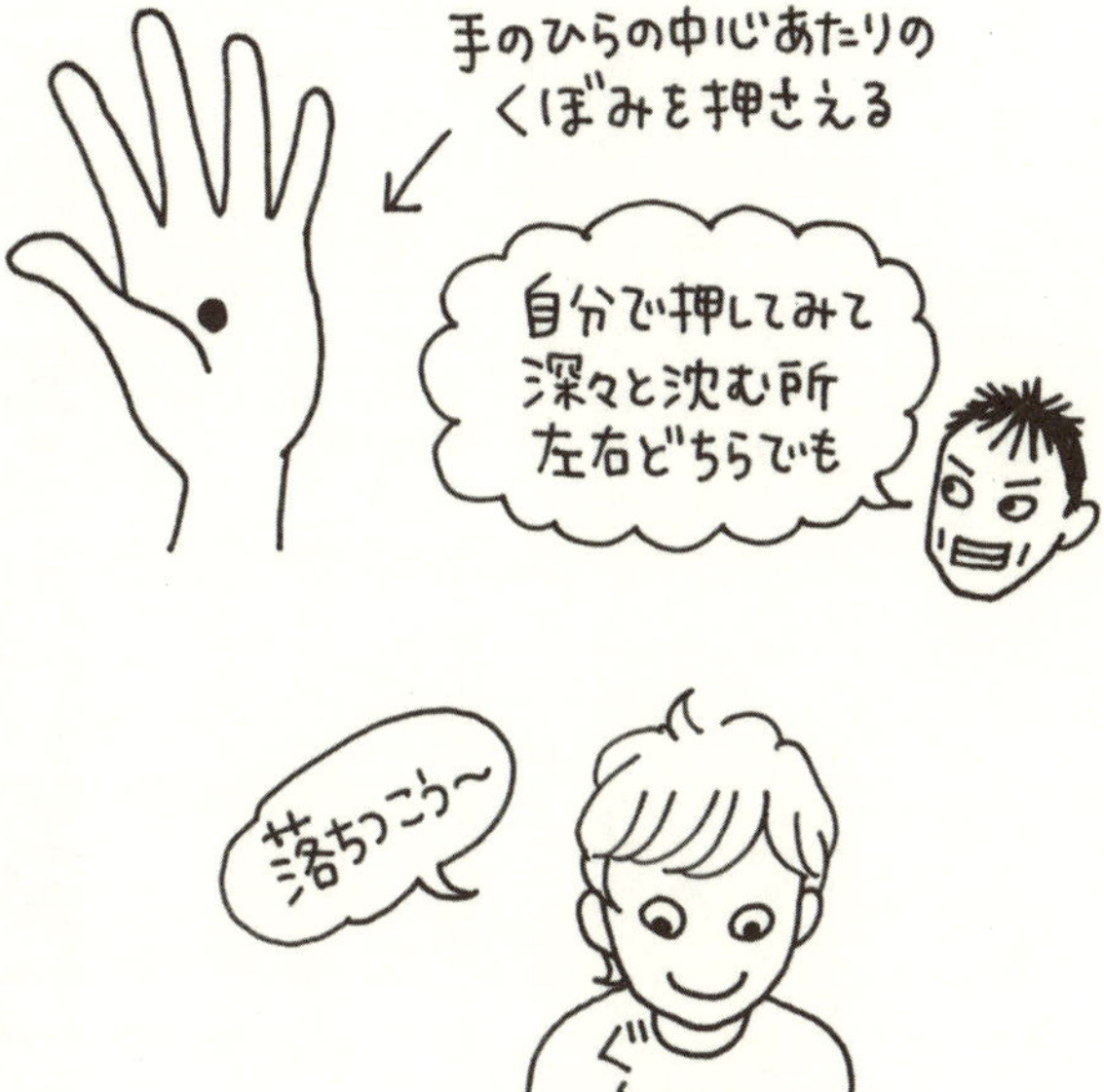
手のひらの中心あたりの
くぼみを押さえる
自分で押してみて
深々と沈む所
左右どちらでも
落ちつこう～

三脈で危機を知る

動物としての本能を取り戻す

虫の知らせ、ってあるもんだ。イヤーな予感は、結構当たる。

とはいえ人間は、他の動物より大脳が進化したぶん、予知能力が退化した。危機的状況を体が察知しても、大脳が押さえ込んでしまう。

先のスマトラ地震でのこと。タイでは象に乗って遊覧するツアーがある。ところがその日に限って、海辺を散歩するはずの象たちが、言うことをきかずに、山へ登ってしまった。その直後に大津波襲来。人間には聞き取れない、津波が発する低周波を象が聞き取り、危険を察知したため、と言われている。

実は人間が、象並みになれるワザがある。首の両側の、「どっくんどっくん」しているところ。もうひとつは手首で、看護師さんが脈を取る定位置。この三つを合わせて「三脈」という。

自分の三脈を同時にチェックするためには、左手の親指と人さし指で首をはさみ、脈をとる。さらに、右手を左手首に当て、脈を取ればよい。

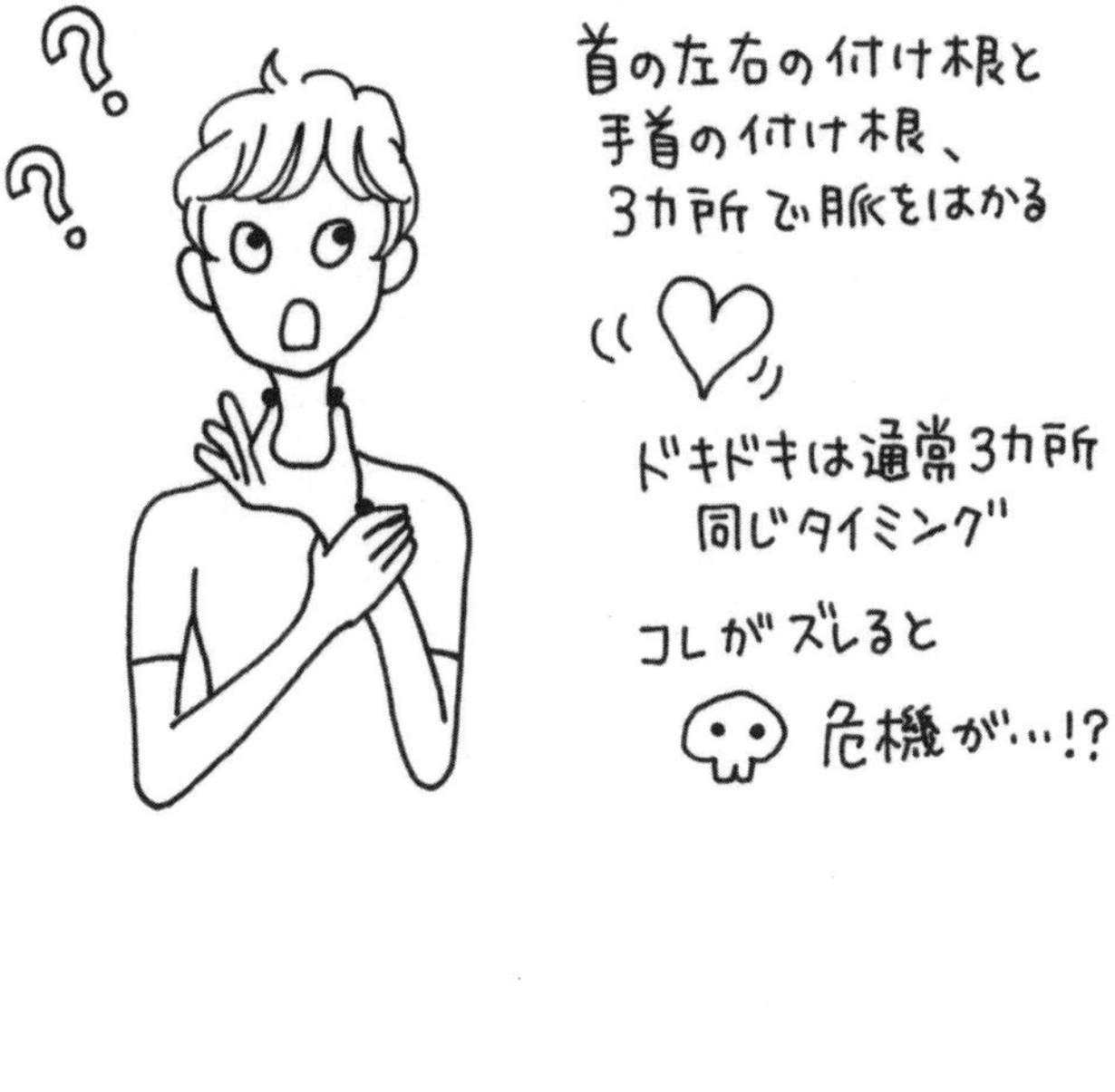
首の左右の付け根と
手首の付け根、
3カ所で脈をはかる
ドキドキは通常3カ所
同じタイミング
コレがズレると
危機が…!?

通常は三つの「ドキドキ」がハモる。どれかズレているようなら、何かある。

「何か」とは何か。たとえば、叩っ斬られる。甲野師匠によると、昔の剣豪のなかには、真剣勝負の前に三脈を計った者もいたとか。乱れを感じたら、立ち合わずに、何か理由をつけて逃げる。これぞ「不敗の剣」、命あってのモノだねだもんね。

師匠も、これまでに何度か、三脈がズレたことがある。タクシーに乗っていてズレたときは、運転手さんに頼んで道順を変えてもらうと、とたんにズレが直ったという。出かける用事がある朝、何度計ってもズレるので、外出をキャンセルしたら、これまたピタリとズレが直ったとか。

師匠の友人は高速道路を運転するとき、ときどき、片手で首の脈を計るらしい。この場合は「二脈」だが、達人の域に近づくと、二脈でも異常がわかるらしい。ズレてきたら、すかさずパーキングで休憩を取るのを習慣としているそうだ。

電車、飛行機も同様。ただし搭乗直前にコレで慌てて飛行機をキャンセルし、直後にハイジャック、なんてことになったら、犯人に疑われかねない。

「サンミャク？　山登りの話か」

刑事さんが首を傾《かし》げたら、さり気なく本書を見せるよろし。

6章 古武術でラクラク介護

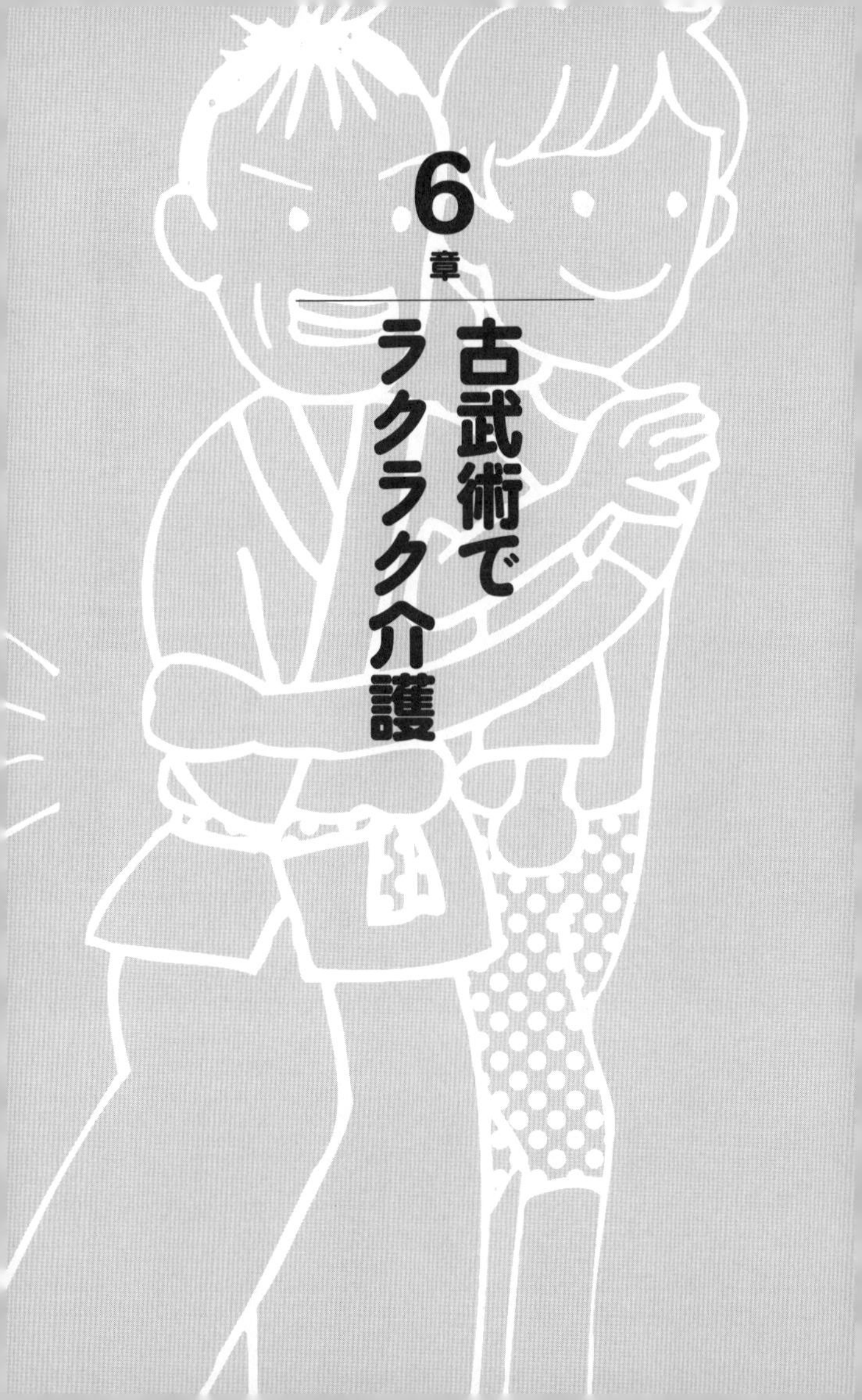

甲野流は介護で一石四鳥

甲野師匠は、62キロの体重で、135キロの人でも持ち上げる。「いよっ、力持ち！」というのはシロート考え。

「鎧《よろい》を想像してみてください」と師匠。「鎧は持つより、担《かつ》いだほうが軽く、担ぐより、着るといちばん軽く感じるんです」

鎧のごとく相手を「着る」。すなわち相手の体重を、こちらの体全体に散らせて受け止める。

コツは、実はちょっとしたものだ。手のポーズや、「いち、にの、さん」程度の準備運動で充分使える。戦闘はムリでも、介護にはオッケーだ。

いくら小柄でも、病人と老人は重い。私自身、彼氏と父親の、ダブルの体験で知っている。無理やりやると、引っ張る側はつらく、引っ張られる側も痛い。介護でよく腰を痛めるのは、体の「部分」に負荷がかかっているから。甲野流「体全体」受け止め術なら、以下の一石四鳥が期待できる。

①介護される人がラク。
②介護する人がラク。
③介護される人に気兼ね、不安がない。
④介護する人がほどよい運動で丈夫になる。

ことに④を狙って、私も「いち、にの、さん」で父を立たせている。

介添《かいぞ》え歩きの術

介護するほうも、されるほうもラクな方法

(1)キホンは脇に手を入れ、相手の体を浮かせるつもりで。
だが身長差があると、使えない。そこで……。

(2)①相手の左脇に、自分の右腕の上腕部を入れる。
②右腕を「く」の字にする。右手は甲を自分の体側に向けると、肩が上がらない。
③左手で相手の右腕をつかむ。

以上で介護者は人間手すりに変身。手すりごと移動していく感じで相手を運べる。

介護される側は、この状態で右手に杖だとさらにラク。

介護する側は、右手がつらかったら、腕をおろして、自分の腰のベルトをつかんでもいい。遅い歩みに付き合いつつ、密かに「鉄人28号歩き」の練習をするのもテだ。

「ほら、こうすると自分もラクでしょ。自分がラクな状況が、相手に反映するんです」

①自分の右腕の上腕を相手の左脇に差し入れる

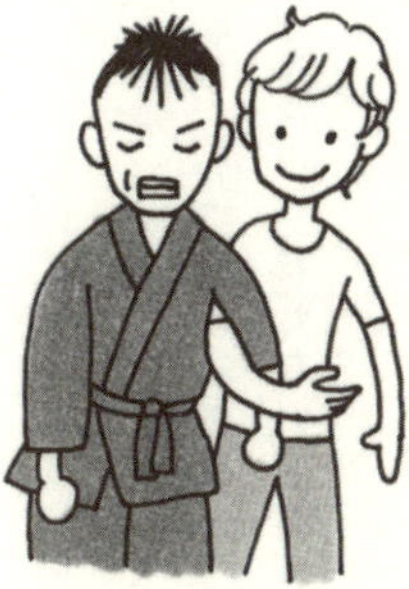

②右腕を「く」の字に折る
手は親指を下に

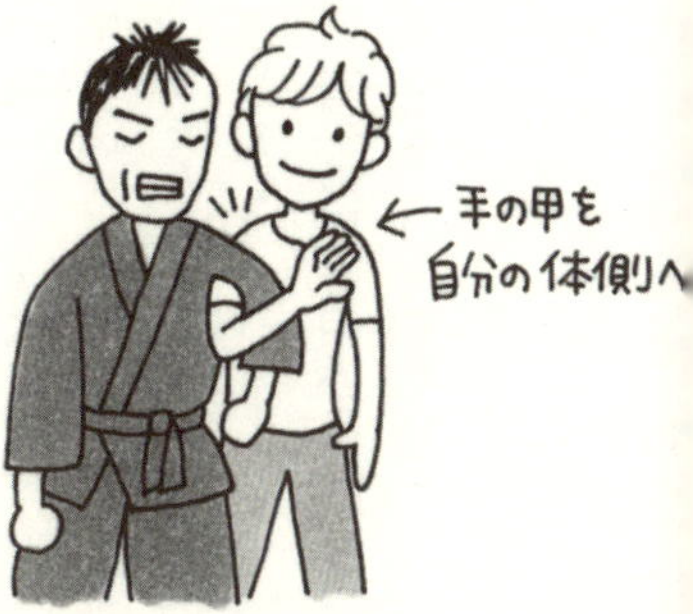

③左手で相手の右腕をつかむ

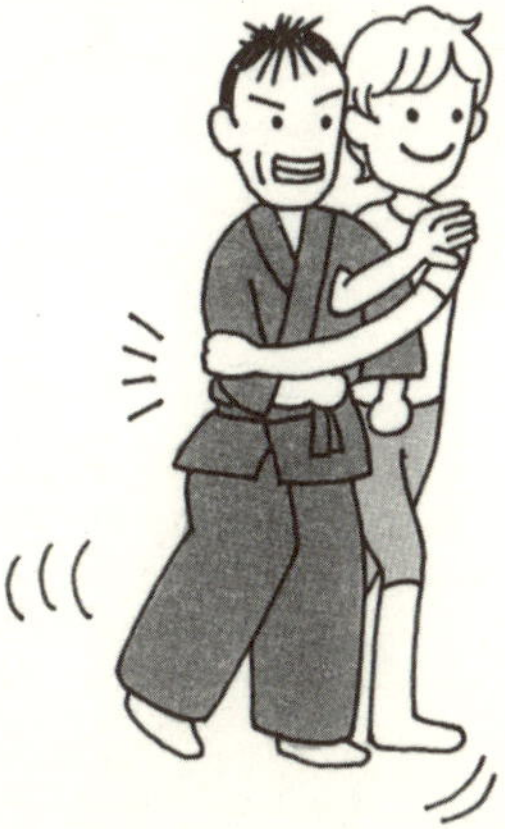

自分がつらければ相手がラクかというとその逆で、相手もつらい。

老人は、バランスを崩しやすい。前のめりはもちろん、後ろへ倒れるのはもっと危険だ。このやり方なら、介護者の左手がストッパーになり、右ひじで倒れる体を受け止め、元に戻せる。手で受け止めきれない場合は、右足を一歩前に出して、太ももで相手を支えればバッチリだ。

(3)段差の乗り越え方

①相手の左脇に頭を入れる。

②右手の甲を使って、相手の左足を段の上に上げる。

③右手をいったん足から抜いて、右腕で相手の腰をかかえるのだが、このとき予想外の動作を一つ加える。

いったん右手の甲を相手の腰に当てる。それから手のひらを返すと、手が体に密着する。二人で一人、の状態でヒョイと体が持ち上がる。

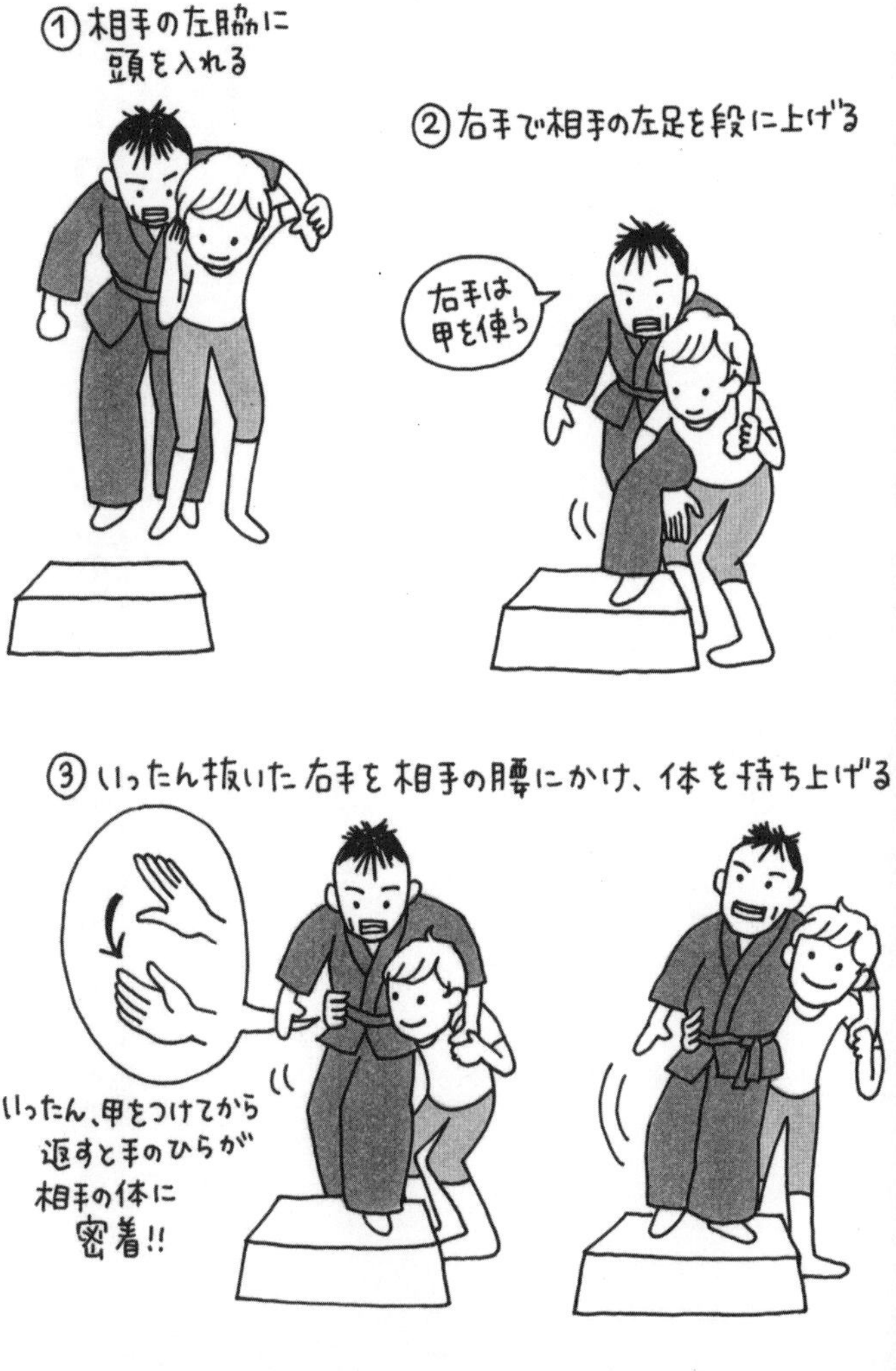
①相手の左脇に
頭を入れる
②右手で相手の左足を段に上げる
右手は
甲を使う
③いったん抜いた右手を相手の腰にかけ、体を持ち上げる
いったん、甲をつけてから
返すと手のひらが
相手の体に
密着!!

椅子から立たせる術①

後ろから「起き上がりこぼし」

介護する人の後ろにまわる場合は、「起き上がりこぼし」の要領で椅子から立たせる。

①手を「キツネコンコン」にする。脇から両手を入れて、前後に軽くゆする。

②「いち、にの、さん」で反動をつけて起き上がらせる。

これは私が実際に父親で試している方法。ぎりぎり自立歩行ができるお年寄りの場合は、これで充分、ラクに立たせることができますよ。

①「キツネコンコンの手」を相手の脇に入れ、前後に軽くゆする

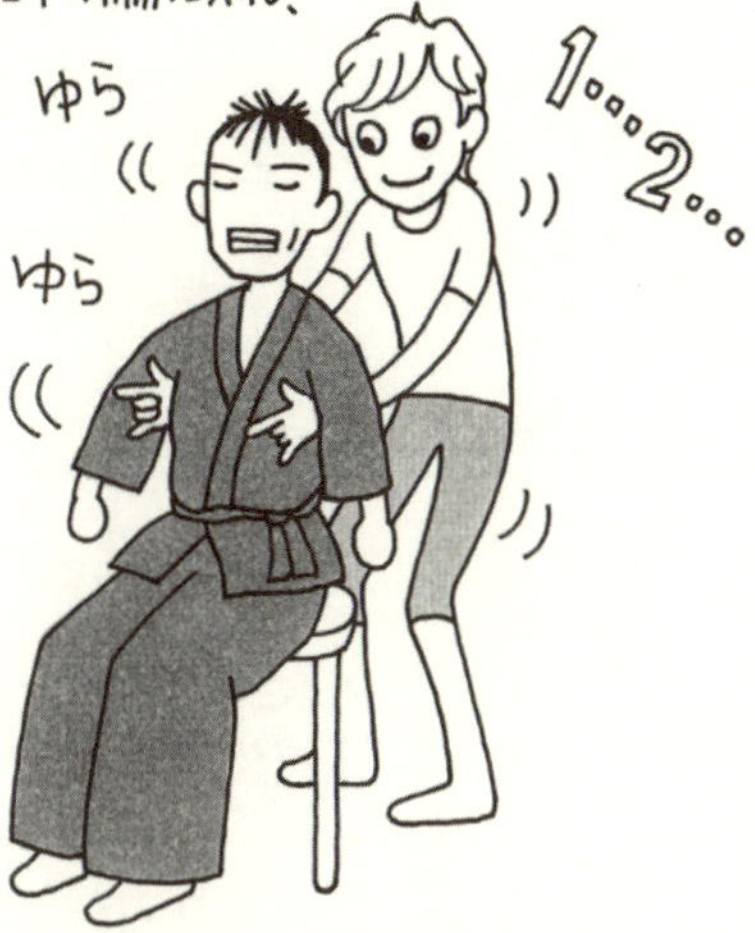

②「いち、にの、さん」で反動を利用して起き上がらせる

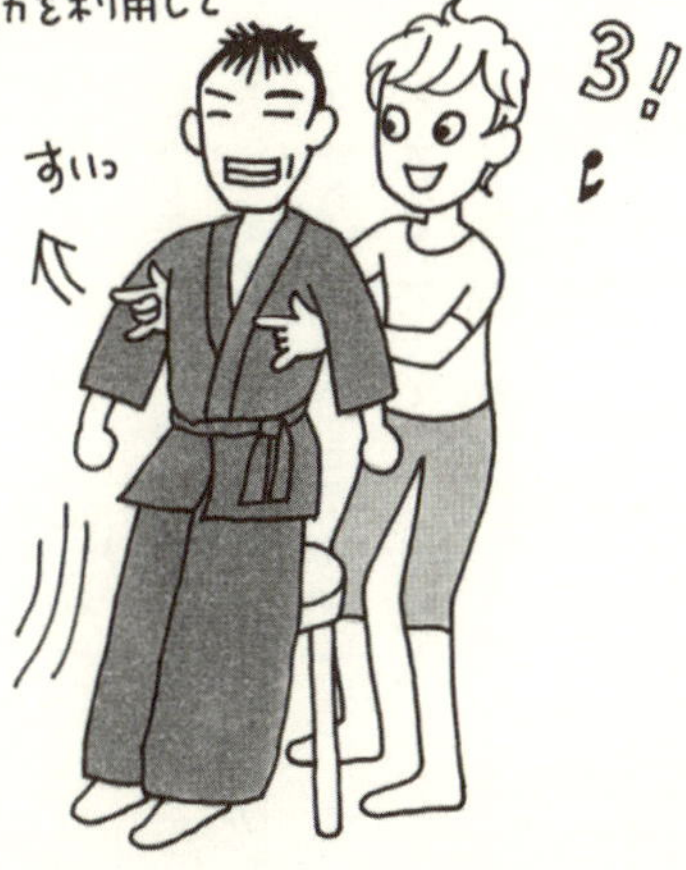

椅子から立たせる術②

前から「スペシウム光線」

なつかしの「ウルトラマン」は、地球に3分しかいられないが、必ず勝つ。「シュワッチ」と叫んで、腕のポーズを決め、「スペシウム光線」を浴びせると、どんな敵でも倒れちゃう。スペシウム光線のポーズで、相手を椅子から立たせるのが、甲野流介護術だ。

①座った人の前に立つ。ふんわり脱力した感じで。

②腰を落とし、相手の右脇に自分の頭を差し入れ、左腕で腰を抱く。このとき腰には手の甲を当てる。これが秘伝！　このほうが、相手も不快感がないが、それより何より、手のひらを当てたら立たせられない。手の甲を当てるから背中の力も使えるのだ。相手の左脇に差し入れた右手は、西洋名画に出てくる天使のごとく、天を指す。

③立てた指にリードされつつ、相手に寄る感じで、ふわりと立ち上がる。立ち上がるにつれ、両手のひらを返し、相手を自然に抱きとめる。

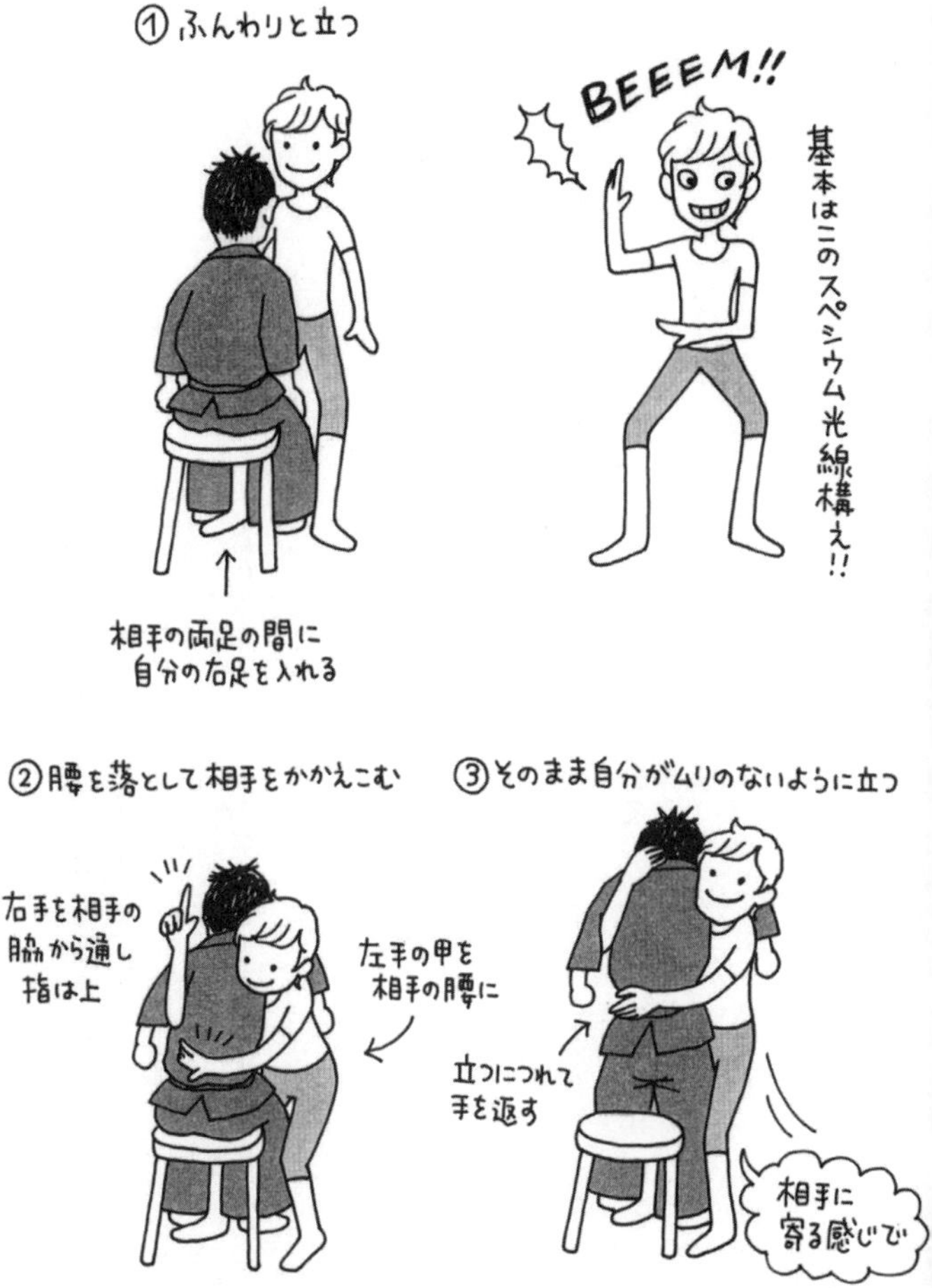
①ふんわりと立つ
相手の両足の間に
自分の右足を入れる
BEEEM!!
基本はこのスペシウム光線構え!!
②腰を落として相手をかかえこむ
右手を相手の
脇から通し
指は上
左手の甲を
相手の腰に
③そのまま自分がムリのないように立つ
立つにつれて
手を返す
相手に
寄る感じで

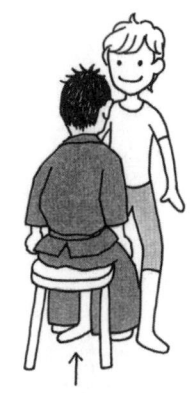

椅子に座らせる術

前から「スペシウム光線」

要は立たせるときと同じで、介護者がウルトラマンのスペシウム光線のポーズを取ればいい。これは、こんな簡単なことでこんなにラクになるかと驚く術。

①自分の頭を相手の右脇に差し入れた状態で、「スペシウム光線」のポーズを作る。相手の左脇に入れた右手の人さし指が天を指すのは「立たせる」ときと同じ。違うのは、左手が、相手の腰ではなく、お腹の側に当たっていること。相手の下腹部（股関節の上）あたりに、左手の甲を当てる。甲であれば、相手の不快感も少ない。

②そのまま自分がしゃがめば、相手も自然と座っている。無理やり座らせようと意気込む必要はない。

しゃがむときに、相手のお腹に当てた左腕を軸に、相手をたたむ感じをイメージするとよい。初心者でもその有効性はスグ体感できるし、甲を使わなければこんなにラクには絶対できない。

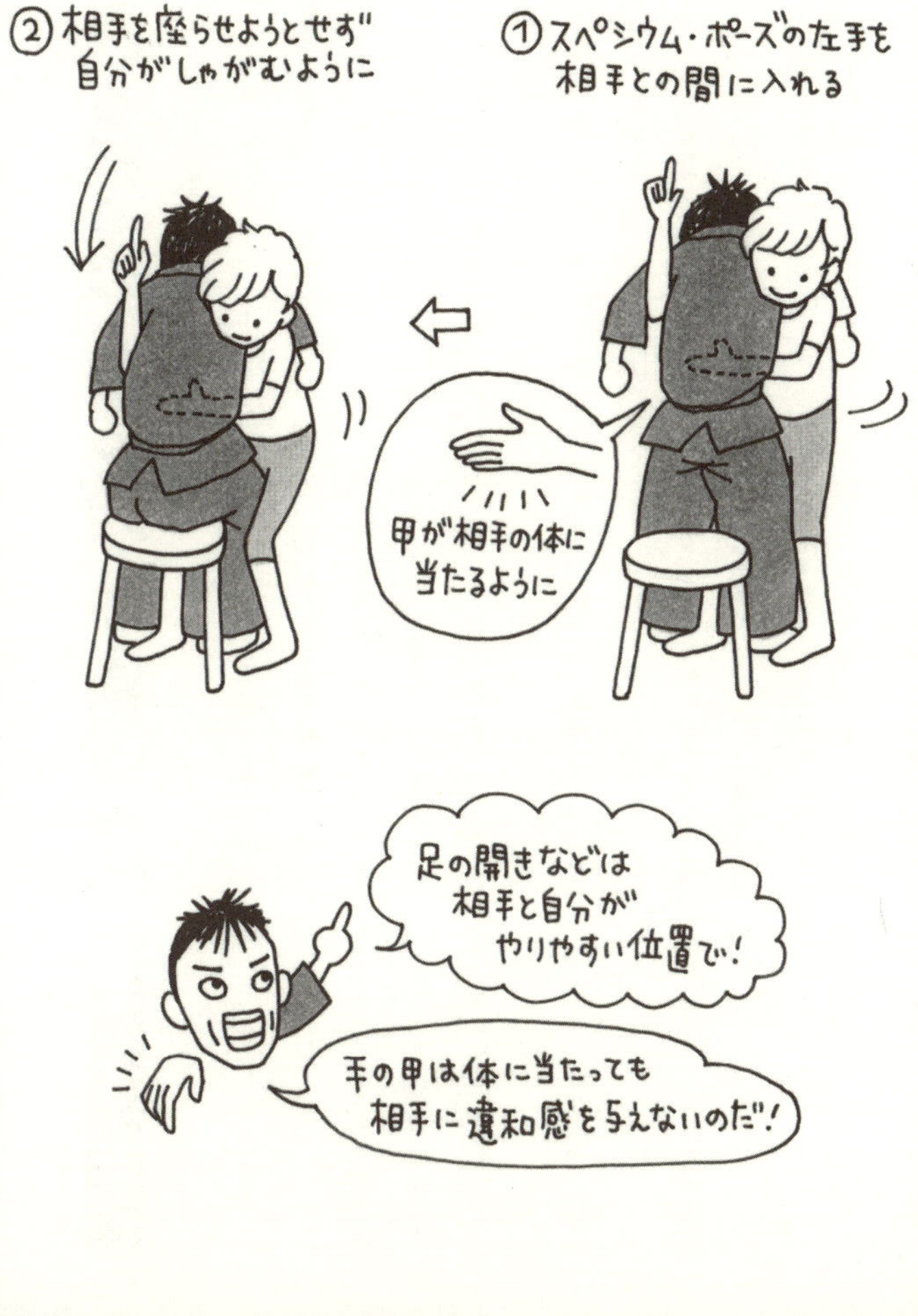
①スペシウム・ポーズの左手を相手との間に入れる
甲が相手の体に当たるように
②相手を座らせようとせず自分がしゃがむように
足の開きなどは相手と自分がやりやすい位置で！
手の甲は体に当たっても相手に違和感を与えないのだ！

寝ている相手の上体を起こす術①

初級ヤンキー・ヴァージョン

①相手の体をまたぐ。右足が相手の左側に来るように。人の体の上でヤンキー座りしている状態（またいだ足の位置は、相手の肩に近いほうが安定する）。

②相手の首（肩の下ぐらい）に左腕を、差し入れる。手のひらではなく甲が相手に当たるように、右手も甲を相手の左肩に当てる。甲をまず当てることで、自分の肩を下げて、腕力だけに頼らず、全身の力を使えるようにするのだ。「甲」にこだわるから甲野師匠、って言ったら怒られるか。

③甲を上にして入れた左腕のひじから先を返して、キツネコンコンに。右手も同様に返して相手の左肩を抱く。介護の相手がペ・ヨンジュンなら……と妄想。

④しかし、現実はそうもいかない。そこで、気を取り直して、自分が起き上がりこぼしになったつもりで、「いち、にの、さん」とタイミングをはかる。

⑤自分の重心を後ろに落とし、ごろんと転がる。

⑥相手、ふわりと持ち上がる。

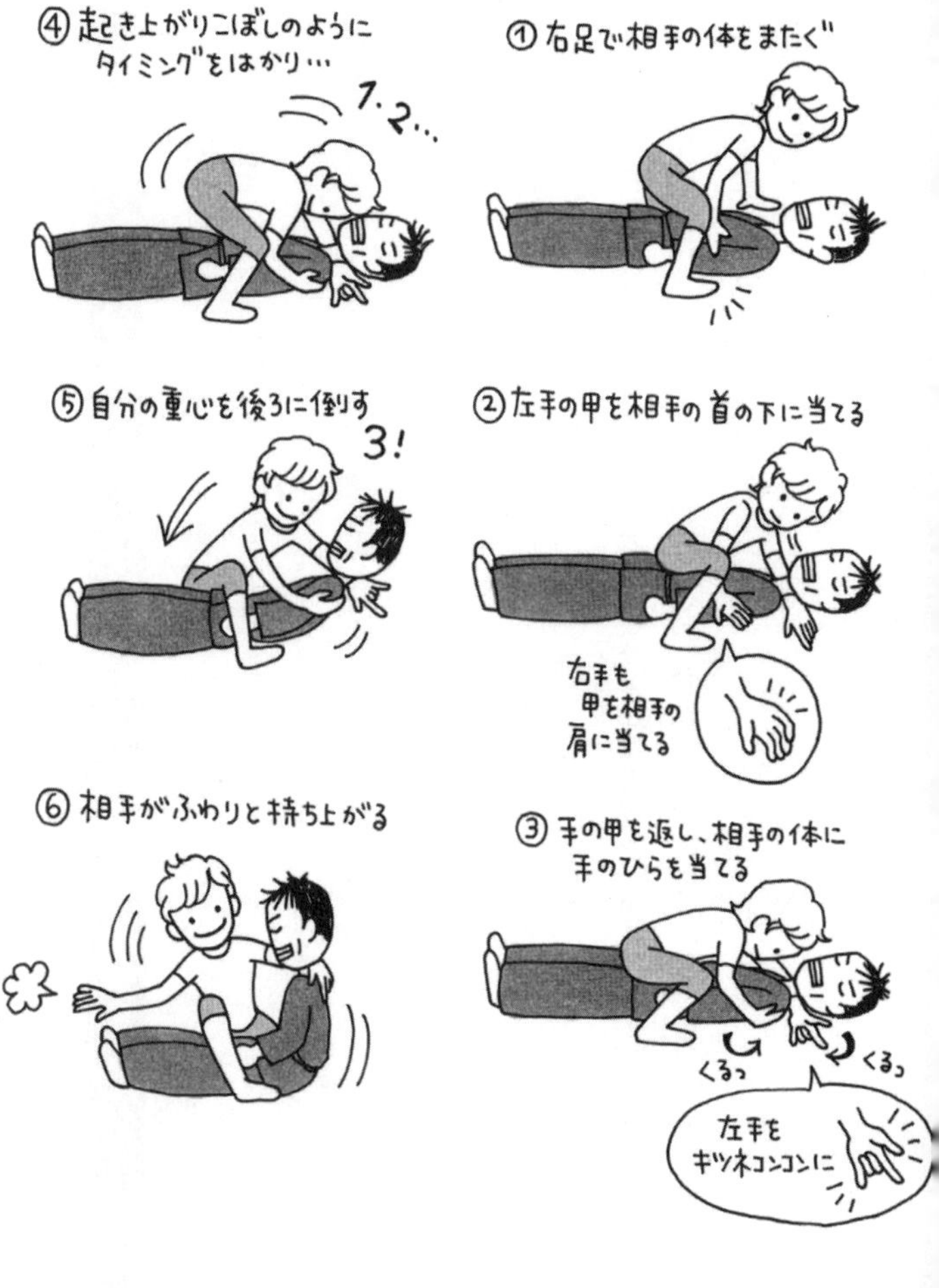
①右足で相手の体をまたぐ
②左手の甲を相手の首の下に当てる
右手も甲を相手の肩に当てる
③手の甲を返し、相手の体に手のひらを当てる
くるっ
くるっ
左手をキツネコンコンに
④起き上がりこぼしのようにタイミングをはかり…
1、2…
⑤自分の重心を後ろに倒す
3!
⑥相手がふわりと持ち上がる

寝ている相手の上体を起こす術②

上級ラクチン・ヴァージョン

またぐ手間をかけず、片手で済ませる上級編がコレ。

①②は初級と同じ。ただし相手に差し入れるのは左腕だけでいい。
③右手も「キツネコンコンの手」にして伸ばす。腕ではなく、全身を使う体勢、完了。
④自分がヤジロベエになったつもりで、「いち、にの、さん」。自分が右腕を下げると、寝ている相手の上体が起き上がる。共にふわっと浮き上がる感じ。

道場での実践のおり、寝転がっている私に、師匠は告げた。思い切り腹筋に力を入れなさい。言われたとおり「ウッ」と力を込めて、固まった。持ち上げられるのを嫌がって、全力で抗《あらが》うかたちとなる。

「反逆する病人も、この通り」

あっという間に、固まったまま、起こされていた。おそるべし、ラクチンの術。

① 相手の首の下に左手を
甲が相手の首に接するように入れる

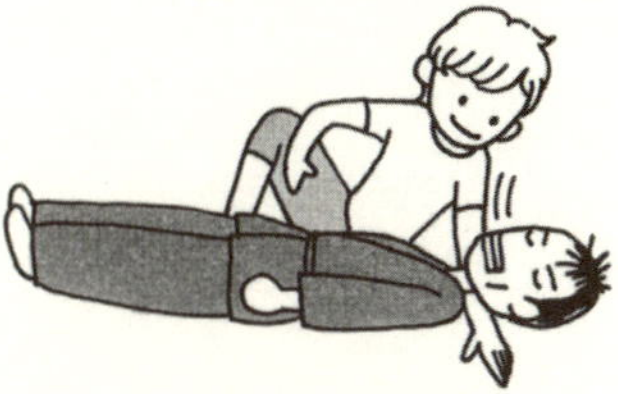

② 左手を半回転して手のひらを上に
「キツネコンコン」の手に!

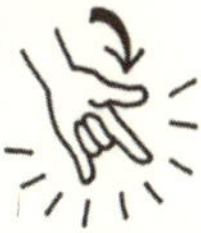

③ 右手も「キツネコンコン」の手にして伸ばす

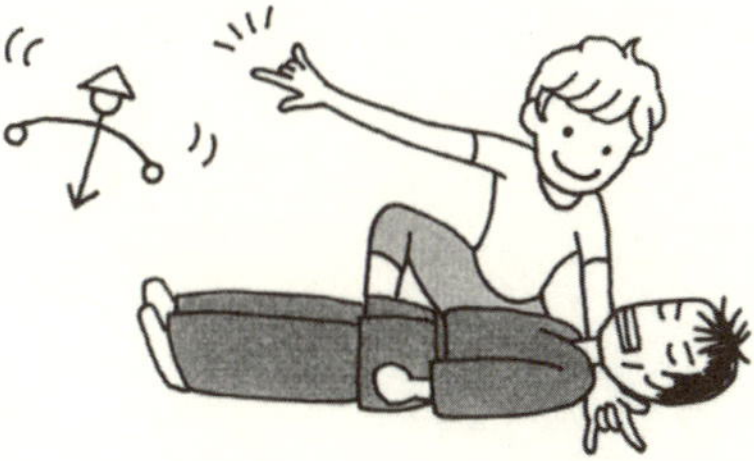

④ 右手を下げると相手は身を起こす

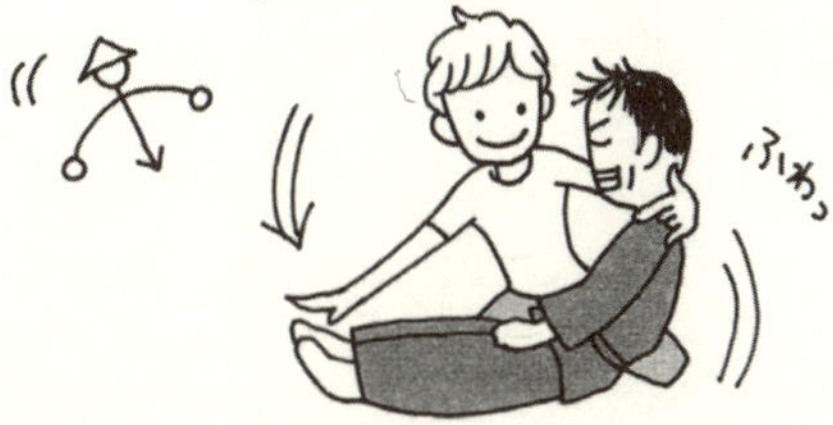

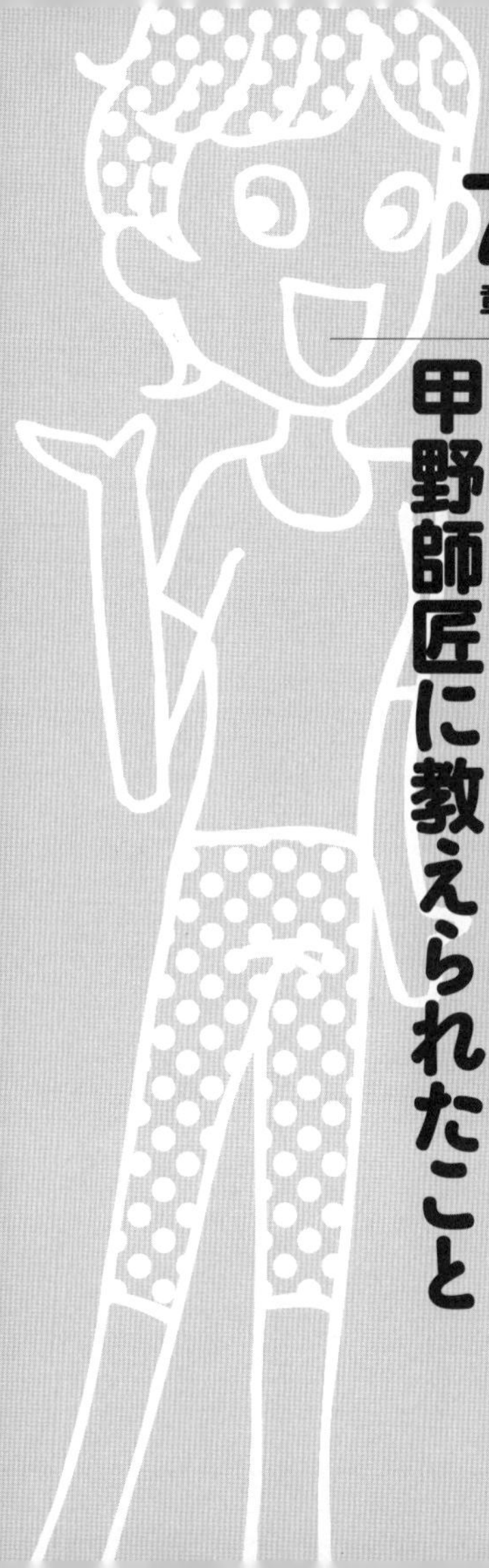

7章

アンナの古武術修業記
甲野師匠に教えられたこと

はたしてオギノは進化したか？

甲野師匠に初めてお目にかかったのは2004年の4月30日。プレ取材で師匠の会に出させていただいた。以来、思い出したように道場を訪ね、それは月に一回のこともあったし、気が付くと季節が変わっていたりもした。

2年と数カ月。その間に私は長い付き合いの彼をガンで亡くした。次に父が倒れた。将来の介護のために、と習った「椅子から立たせる術」を即、使った。

師匠のほうは、理論とワザが超スピードで進化していく。2、3カ月もお会いしないと、パチンコ店ではないが「全機種完全リニューアル」みたいなことになっていて、目を白黒させた。

ここだけの話をひとつ。本文がようやく形になり、イラストのシノさんを混じえ、久しぶりの道場で、内容の最終チェックをすることになった。目次の順番で、師匠に次々と確認を取っていく。私には予《あらかじ》めイヤーな予感があった。案の定、師匠は差し出された原稿に首を傾《かし》げ、

「このほうがいいでしょう」

その場で新ワザ完成、が幾つもあった。出版前から改訂版とはすばらしい（建前）。でも本文の訂正は私持ちなんだけど（本音）。

「居つかない」というのは甲野理論のキーワードだが、ホント、師匠は一カ所に滞《とどこお》ることを知らない人である。こういう方が間違ってファーストフード店のマニュアルなんぞ作ったりすると、翌日、本人が率先して変えちゃうからタイヘンなことになる。

師匠の場合、昨日の自分をいったん否定するところから今日が始まる。脱皮の苦しみは無限だろうが、傍《はた》から見ると、ゾウリムシからピテカントロプス・ペキネンシスまで3分間進化、みたいな感じだ。そんな人の弟子を自称して、はたして体育2のおまえは、2年で何を学んだのか。アメーバからゾウリムシぐらいにはなれたのか。

自問自答の前に、師匠から聞いた話を紹介する。バスケ部に籍を置く中3の少年がいた。運動神経イマイチで、クラブのお荷物と化していた。その彼が、師匠の動きを見る機会を得た。そこで少年の心に変化が起こり、持ち前の精密な頭脳で日々工夫をこらした。ある日突然、パスの距離が伸びた。一年後、少年はお荷物からエースに変身していた。

この本の即、使える部分は、教わるなり身についた。しかし、なぜ突然体が「使える」

ようになるのか、師匠の説明が頭でわかっても、お腹までストンと落ちてこない時期があった。身に付いた、というより、肌についた、ぐらいだったと思う。単純な動きを何度試しても、手足がバラバラなこともあった。そういうときは自分に運動神経がないから、と逃げ出したくなる。逆に気持ちがはやっても、道場へ通う物理的時間が見つからず、めげることもあった。

迷った心には、よくバスケ少年が登場した。毎日通い、腹筋ウン百回、ウサギ跳びウン十回をこなすよりも、はるかに重要な「ひとときの出会い」がある。どんなに体が鈍くても、与えられたヒントを種子のつもりで埋めこめば、やがて芽を吹くはずだ。頭と連動して体が考え始める瞬間が来るに違いない。

そう信じた。信じて励《はげ》んだ、と言いたいところだが、続いたモノ、ほったらかしたモノ、いろいろだ。最終チェックの日にも、相変わらず喜んだりメゲたりした。

すっかり習得したつもりで「鉄人28号歩き」を披露《ひろう》した。ため息をつく師匠に、今度は私がため息をついた。

「そんなに早くできたつもりになってもらっちゃ困る」と師匠。

少しは私のレベルも上がり、本気で注意してもらった、と思い直して希望をつないだ。

うれしかったのは、その日師匠が「糸」の比喩《ひゆ》を使ったこと。畳に座った姿勢から立ち上がる際、頭を「糸で引かれていく」感じ、という言葉にピンと来た。

「階段の上り方」は即戦力の初級ワザだが、最近は自分なりの工夫を加えていた。工夫といっても、イメージトレーニングで、「同手同足」で前傾気味に上りながら、操り人形の自分が頭を糸で引かれていく、と想像する。とたんに体が軽くなる。それでも足の重い日は、疲労が溜まっている、と判明した。

実はその後、もっと新しいイメージを開発した。自分の背中に足が2本埋まっている、というものだ。頭を糸で引かれているつもりで、実際の足を動かしながら、同時に背中の架空の足も動かす。手足ではなく全身で上っている実感がある。

先日、急斜面の長い石段を上る機会があった。ゼーハー息を切らせる年下を尻目に、「へっほ、へっほ」と駆け上ったときは、ちょっといい気分だった。

甲野師匠の教えは、まるで「一人総合大学」

師匠の教えは体のワザに止まらない。手足を動かしながら、耳からは言葉を受け止める。

剣豪の逸話から最新の科学理論まで、話題は多分野に及んだ。一人オーケストラという芸があるが、師匠の場合は一人総合大学である。

甲野大学の受講生の一人として、エッセンスなりと、ご紹介したい。まずは剣豪話から。戦国の世に、本田平八郎《ほんだへいはちろう》という武士がいた。戦《いくさ》に50回以上出陣して、最前線で活躍した人物だが、敵の矢も当たらず、刀や槍がかすりもしなかった。この達人が、晩年、子どもに果物をむいてやったところ、誤って指を切った。

「わが命運も尽きたか」

つぶやいて、ほどなくして亡くなった。何十回もの戦に出て無傷という、奇跡のような体験を生きてきた人の、緊張の糸がプツリと切れた瞬間が目に見えるようで、思い出すたび、命の不思議を感じる。

果物ついでに書かせてもらうが、「果物の皮をむくのは滅多に人にはひけを取りませんよ」と師匠が言ったことがある。ホントですか、という目つきをしたら、サッと折り畳みナイフを出し、道場の机に盛られていた柿を一個、取り上げた。ふつうは柿を固定し、ナイフを動かす。師匠は柿とナイフを一緒にクルクルし始めた。柿は左から右、ナイフは右から左、と回転する。あっという間に見事な皮の帯が延びていった。

師匠は基本的に菜食である。主食にはキビ、麦、黒米などの雑穀《ざっこく》を好む。オヤツの好物は干しイモ。激しい練習が、それでまかなえるのだろうか。

「昔の飛脚は、モチ一升を携帯食料にして30里くらい（約120キロ）を1日で走ったといいます」

今ならカロリーメイトの感じでモチを口に放り込みながら走ったのだろう。

外国人がでんぷん派の飛脚に肉を食べさせたら、むしろ疲労が激しくなったそうだ（と書いている私の服からは、昨晩の焼き鳥屋の煙の匂いが立ち昇っている）。

師匠には意外な好物がひとつある。山羊《やぎ》のチーズ。フレンチ好きでない限り、あまり口にする機会はないはずだ。なぜ干しイモの人が、山羊のチーズなのか。師匠の母は神戸育ちで、英語・フランス語の通訳をこなしたモダンな方であったそうな。

山羊のチーズを別にすれば、師匠の衣食住の基本は和の伝統にある。

「自分の足に、自分で刀を立ててしまったことがあるんですよ」

聞いたこちらが貧血起こしそうになるが、師匠は医者へ行かずに「アロエで治した」。

「擦《す》り傷には、ウルシが効きます」

「ウルシって、かぶれるんじゃないですか」

「もちろんかぶれる人には無理ですが、ウルシは湿気で固まるので、自然とカサブタになるのです。またウルシの実は、炒《い》るとコーヒーみたいで、昔は代用コーヒーの原料でした」

ついでに「モロヘイヤの種は毒」と教えてもらい、熱心にメモしたが、考えてみるとモロヘイヤの種を目にしたことがない。

刀傷がアロエで治るには、師匠なみの体が必要なはず。初心者は、ちょっとした傷から始めたほうが無難だろう。マネたいのはアロエよりも、「自分で治す」心がまえだ。

豚舎《とんしゃ》のブタですら、咳《せき》ひとつで抗生物質を処方される時代である。気が付くと、自分が巨大な機械の歯車のひとつになっている。せめて日々の暮らしでは、「私」が主役でありたいと思う。傷にアロエ。雑穀を食べる。着物で暮らす。甲野流は、時代という大河に流されないための、静かな抵抗かもしれない。

そんな師匠も、赤ちゃんのときから着物だったわけではない。甲野青年は、道場を開いてすぐ迎えた正月、初めて着物で電車に乗った。突然タイムスリップしたような、不思議な感覚に襲われた。周囲が全員洋装なのが、異様に見えた。三箇日《さんがにち》だけ、のつもりの着物が、以来、手放せない。洋服の自分が考えられなくなり、今日に至る。

古武術の基本は、体幹を「ねじらない」。着物は、体をねじって動くと、着崩れる。余分な動きを封じる古武術も、一枚に畳めて場所を取らない着物も、和風の省エネ。日本の合理主義なのである。

着物で下駄だと、自然と現代風に手を振らなくなり、肩がこらない。そう言われても、着付けもおぼつかない初心者には、正月の着物すら無理だ。これも急にマネるよりは、心がまえの問題として、胸の奥に一個種を播いたつもりで気長に臨みたい。

三次元の世界を二次元の感覚で生きている人間

心がまえという言葉を、哲学と置き換えると、大げさだろうか。あちらのフィロソフィーは、生きる知恵、の意味でも使うから、それに準じたい。

甲野哲学の源泉は、師匠の「灰色の」青春だった。人間の運命は、最初から決まっているのか、否か。悩みぬいた甲野青年は、模索《もさく》の果てに、人間の運命は、決まっていて自由だ、と確信した。しかし、それはあくまで頭でのこと。体感ではあやふやだ。そこで、そのことを実感するために武術の道に入ったそうだ。

人の一生は、ビッシリと書き込まれた予定表のようなもの。ただし裏は真っ白で、われわれには裏側しか見えない。表を覗《のぞ》こうとすると、予定表の本体が変わってしまう。これは、コップの湯の中に入れた温度計を想像するとわかりやすい。温度計が入ったことで、入れる前の湯の温度を微妙に乱してしまう。

人生の「巡り合わせ」というシナリオを、夢中で駆けていくしかないのだろう。それも一本歯の下駄で。

「人間は倒れそうになるのがいちばん怖いんです」

転ばないよう、無意識のうちにバランスを取る。

転ばないいちばん簡単な方法は、歩かない。「閉じこもり」はその点理想的だが、やがて外に出るときが来る。むしろ一本歯の下駄で、うんとヨロヨロしながら、バランスの取り方を学んだほうが賢明だ。

師匠はいつも駆けているから、お会いするたび、立ち位置が異なる。冒頭の「進化」というやつだ。地震の後で伺《うかが》った道場では、「三次元」の理論が待っていた。三次元の空間に生きていながら、人間の感覚は二次元なのだ、と師匠。

「たとえばリンゴとミカンを左右から同時に投げてこられたとします。このとき、リンゴを取ろうとするとミカンがおろそかになる。ミカンに気がいくとリンゴが落ちる。人間の意識的認知は、コンピューターと同じで、二進法なんです」

無心でいると、逆にヒョイ、と両方取れてしまったりする。

ヘタに考えないほうが、前後、左右、上下の三つの方向性を体の動きに取り入れられるかもしれない。そういう理解不能な動きを前にすると、人は瞬間的に凍《こお》ってしまう。

三方向の動きのヒントは、地震による地滑りの映像だった。たしかにあれは、前後、左右、上下ぜんぶ同時だ。人間に災害をもたらしかねない巨大なパワーには、つい目をそらしそうになるが、地球という巨体の動きを、師匠は瞳に焼き付けていた。

三次元の動きの基本は、地滑りのごとく滑っていくこと。そのためには縦の動きを保ちつつ、同時に横にも移動する。

「横は、意外と動きにくいんですよ」

なるほど、と頷《うなず》きつつも、それを実感できるほどの動きが自分の体にはない、と痛感させられた。

地球は丸い。人間は、体は丸っこいが、放っておくと、心がペラペラの平面になってしまう。地滑り級の動きは達人にまかせるとして、せめてペラペラしない、丸い心でありたいものだ。本書の「ワザ」が、そのためのヒントとなりますように。

文庫化にあたっての師匠のあとがき

光陰矢のごとし

月日の経つのは早いものである。

荻野アンナ女史と出会って約八年。そして、その荻野女史が私のところに時折通われて、その事を本書『古武術で毎日ラクラク』という形にまとめられたのが、約五年前。そして、二十刷り以上版を重ねて、今回この本が文庫本となった。

この五年の間、社会の中でも私個人にも、ずいぶんと様々な事があった。社会の中では何といっても東日本大震災と、それによって引き起こされた福島原発の事故は、現代人の意識の在り様を最も強烈に揺さぶった。そのため、この本の読まれ方も、今回の震災以前と震災以後とでは、かなり違ってくるのではないかと思う。

なぜなら、このような凄まじい時代になって、あらためて身体を効率よく有効に使う必然性に多くの人達が気づいたと思われるからである。そうした時、本書が文庫化され、より多くの方々に読まれやすい形になって刊行されるというのは、それなりの意味があるのではないかと思う。（例えば、津波の際の三脈の見方など直接役に立つ）

今回、震災という自然の猛威を前にして、私はあらためて自分が武術と深く関わってきた事が、現代という時代にあっても、単なる懐古趣味などでは全くなく、人間が生きているという事の原点に、直に深く関わっていることを知った。

それはどういう事かというと、スポーツは人間が決めたルールによって、その世界が成り立っているが、武術は基本的に身体の構造から心理的反応といったものまで「自然に決まっているルールや性質を基にして成り立っている」ものであり、しかも武術そのものが、本来は非日常的状況への対応のために存在しているものだからである。そして、その対応のために心身をフル動員するというのが武術の本質である。

そのお蔭で、私も本書が刊行された後、三十年以上の稽古研究でも、どうしても果たせなかった、竹刀よりも真剣（本身の日本刀）の方が迅速に変化させられるという、現代の剣道の常識では「あり得ない」とされている事が、約一年半前の還暦後に可能となった。そして、その後この気づきから、素手で行なう体術の技にも様々な進展があり、最近は現代の日本を代表する現役の柔道選手にも驚かれるようになっている。

さらに、本来人間の心身に自然に備わっていた動きやルール（人が決めたルールではない）というものに沿って心身の使い方を工夫するという武術は、楽器の演奏や介護、山林や田畑での作業といった広い範囲の人間の仕事の技術に応用が利くのである。例えばバイオリンなどは弓を持つ時、拇指を最初フリーにしておく、というだけでも音にハッキリとした違いが出てくる。

また、現在私は大学や研究所に属さない独自の数学者として最近注目されている森田真生氏と「この日の学校」を立ち上げ、受験や資格取得のためではなく、「人が人として、人間や社会の在り方を考えるため」の学問を提唱して活動を始めている。

そして、この森田真生氏こそは、本書の中で荻野女史が紹介されている中三のバスケ少年なのである（131ページ参照）。森田氏は東大の文科Ⅱ類に進学後、諸方にアンテナを伸ばし、やがて工学部に変わり、工学部を卒業してから東大の数学科に入り、おそらく東大の歴史の中でも初めてとなる文科に入った後に数学科を卒業した人物なのである。

この森田氏が理想とするような、学問を「人間いかに生きるべきか」という本質を究明するために役立てようとする事と同じく、私の武術も「人間にとっての自然」を追求する方々に、役立てていただける事を心から願っている。

そして本書が、そのための最初の一歩となれば、これほど有難いことはない。

2012年1月

甲野善紀

師匠のあとがき（旧版）

荻野アンナ女史に初めてお目にかかったのは、二年半ほど前だろうか。たしか『文藝春秋』の電気事業連合会の広告ページで、荻野女史が、さまざまな分野の人の所を訪ねて、その印象をエッセイとして書かれるという企画だったと思う。

荻野女史のことは、無論以前から存じ上げていて、「ああいう人が多ければ、いまの日本も平和だろうな」と思っていたのだが、実際にお会いしてみると、その人柄の良さと気さくな明るさは想像以上だった。その明るさと、気さくさに誘われて、つい気楽に喋《しゃべ》っているうちに、どういういきさつでこうなったのか、今となっては記憶も定かではないが、荻野女史が私の武術を学んで、その体験を一冊の本にまとめるという話が立ち上がってきて、そのために編集者の方ともども、時折、私の道場に訪ねて来られるようになった。

以来、二年になる。この間、身近に荻野女史に接してみて、こんなに性格の良い方が人目にさらされる立場にあって、大変なことも数多くあるだろうに、その明るさを保っていられるのは、「駄ジャレ女王」の異名をとるほど、四六時中駄ジャレのネタを探しつつ、日常生活を「お笑い」と化す生き方をされているからだろうと思う。

編集者から届いたゲラに目を通すと、私がその場その場で、いろいろなたとえを出しながら解説した動きや技に、いかにも荻野女史らしい実にユニークな名称がつけてある。まあ、すべての技は、さらに上へと進むための仮の足場のようなものであるから、その意味で荻野女史の軽い命名は、いいアイディアかもしれない。

それにしても、その軽妙な文章は「さすが」。校正していて、何度も、思わず笑ってしまった。

私が編集者に急《せ》かされ、旅館に籠《こ》もって校正している所に来合わせた、畏友で精神科医の名越康文《なごしやすふみ》氏は、「いやあ、文章うまいですねー。これは、ずいぶん多くの人たちに読まれるのと違いますか」と賛嘆しきりだった。

私も、まさか私の武術が、このような形で広く社会に紹介されるようになるとは、予想もしていなかった。荻野女史の「まえがき」の書き出しではないが、「長生きはしてみるもんだ」である。

さて、ここに荻野女史によって紹介されている様々な技を読み返してみて、ずいぶんと多くの人たちにアイディアを出していただいたり、協力していただいた事に感謝の思いがあらためて湧き上がってきた。

たとえば24ページの「椅子からラクに立ち上がる①――手荷物がある場合」は、私のところに稽古に来ていた大学生（現大学院生）の北川智久《きたがわともひさ》氏が、電車の中で思いついたというもの。また28ページの「椅子からラクに立ち上がる③――糸まきまき立ち・座り」は、介護福祉士の岡田慎一郎《おかだしんいちろう》氏と、私の長男の陽紀《はるのり》との合作。岡田氏はまた116ページの「椅子から立たせる術②――前からスペシウム光線」や、118ページの「椅子に座らせる術――前からスペシウム光線」の開発者でもある。

さらに、荻野女史に慕われた年下の姉弟子、土谷《つちや》あゆちさんにもお世話になった。また、広く私の技に使われている「足裏の垂直離陸」は、たとえば本書では「重いモノの持ち上げ方」にも使われているが、これは中国武術、馬貴派八卦掌《ばきはっけしょう》のL先生からの教示がキッカケとなっている。

そして、足助《あすけ》式体操を教示いただいた足助照子《てるこ》先生にもお世話になっているし、いまは故人となられた整体協会の創始者、野口晴哉《のぐちはるちか》先生と、現在も親しく御教示をいただいている身体教育研究所の所長で晴哉先生の次男にあたられる野口裕之《ひろゆき》先生からの影響は、様々な面で言葉にできぬほど大きい。具体的な技法の上でも、本書で紹介させていただいている「三脈の法」や「鎮心の法」は、古くから武術や修験道等にも伝わっていた法でもあるが、整体協会で学んだことで一層確信が持てた。

そして、こうして書き出すと次々と教えを受け、縁をいただいた武の世界を思い出す。正木流《まさきりゅう》、合気道《あいきどう》、鹿島神流《かしましんりゅう》、真鋭流《しんえいりゅう》、新体道《しんたいどう》、駒川改心流《こまがわかいしんりゅう》、心道流《しんどうりゅう》、新陰流《しんかげりゅう》、八卦掌、韓氏意拳《かんしいけん》といった武道・武術の数々。ここで、こうした流派の師範、指導者の方々の御名前を挙げていると、とても紙数が足りなくなるので流儀名のみで御容赦いただきたい。

ここに、あらためてお世話になった方々に深く御礼を申し上げる次第である。

なお、この本に解説されている介護法を、映像付きでさらに詳しく知りたい方は、私に出会って武術的介護法に開眼された岡田慎一郎氏のDVD付きの著作、『古武術介護入門』（医学書院）をおすすめしたい。

最後に本書が、これを手にとってくださった方々のお役に立ち、著者の荻野アンナ女史をはじめとする関係者の方々の苦労が報われることを心から祈りたい。

2006年10月

甲野善紀《こうのよしのり》

一〇〇字書評

切り取り線

購買動機（新聞、雑誌名を記入するか、あるいは○をつけてください）

- □ （　　　　　　　　　　）の広告を見て
- □ （　　　　　　　　　　）の書評を見て
- □ 知人のすすめで
- □ タイトルに惹かれて
- □ カバーがよかったから
- □ 内容が面白そうだから
- □ 好きな作家だから
- □ 好きな分野の本だから

●最近、最も感銘を受けた作品名をお書きください

●あなたのお好きな作家名をお書きください

●その他、ご要望がありましたらお書きください

住所	〒				
氏名		職業		年齢	
新刊情報等のパソコンメール配信を 希望する・しない	Eメール	※携帯には配信できません			

あなたにお願い

この本の感想を、編集部までお寄せいただけたらありがたく存じます。今後の企画の参考にさせていただきます。Eメールでも結構です。

いただいた「一〇〇字書評」は、新聞・雑誌等に紹介させていただくことがあります。その場合はお礼として特製図書カードを差し上げます。

前ページの原稿用紙に書評をお書きの上、切り取り、左記までお送り下さい。宛先の住所は不要です。

なお、ご記入いただいたお名前、ご住所等は、書評紹介の事前了解、謝礼のお届けのためだけに利用し、そのほかの目的のために利用することはありません。

〒一〇一-八七〇一
祥伝社黄金文庫編集長　吉田浩行
☎〇三（三二六五）二〇八四
ohgon@shodensha.co.jp

祥伝社ホームページの「ブックレビュー」からも、書けるようになりました。
http://www.shodensha.co.jp/bookreview/

祥伝社黄金文庫

古《こ》武術《ぶじゅつ》で毎日《まいにち》がラクラク! 疲《つか》れない、ケガしない「体《からだ》の使《つか》い方《かた》」

平成24年3月20日　初版第1刷発行
令和5年2月25日　第14刷発行

指導・監修　甲野善紀《こうのよしのり》

著者　荻野《おぎの》アンナ

発行者　辻　浩明

発行所　祥伝社《しょうでんしゃ》

〒101－8701
東京都千代田区神田神保町3－3
電話　03（3265）2084（編集部）
電話　03（3265）2081（販売部）
電話　03（3265）3622（業務部）
www.shodensha.co.jp/

印刷所　錦明印刷

製本所　ナショナル製本

Printed in Japan　© 2012, Yoshinori Kohno & Anna Ogino　ISBN978-4-396-31568-9 C0195

祥伝社黄金文庫

池谷敏郎

ここ10年で、これだけ変わった！ 最新医学常識99

ジェネリック医薬品は同じ効きめ？ 睡眠薬や安定剤はクセになるので、やめる？ その「常識」危険です！

大川隆裕

やせないのには理由《わけ》がある

もっとも肥満に効果的な「グラフ化体重日記」による行動修正療法を、家庭でできるように簡素化！

カワムラタマミ

からだはみんな知っている

10円玉1枚分の軽い「圧」で自然治癒力が動き出す！ 本当の自分に戻るためのあたたかなヒント集！

小松　易

1日1分 がんばらなくても幸せになれる 片づけルール

人気の「片づけ士」が習慣づくりのお手伝い！ 自分のタイプを知って、「ゆるルール」をつくりましょう。

曽野綾子

〈敬友録〉「いい人」をやめると楽になる

縛《しば》られない、失望しない、傷つかない、重荷にならない、疲れない〈つきあいかた〉。「いい人」をやめる知恵。

三石　巌

医学常識はウソだらけ

コレステロールは〝健康の味方〟？ 貧血には鉄分ではなくタンパク質!? 医学の常識はまちがっている？